스키니걸의 가벼운 요리

想瘦吃
从会开始

eat right

[韩] 崔贞珉 / 著

干太阳 / 译

東方出版社

"漂亮七公主"——崔贞媛
推荐序。。。

我是"美七"崔贞媛。妹妹贞珉的书即将在中国出版，我很为她高兴。希望姐妹们能喜欢，并希望这本书能帮助姐妹们在享受美味料理的同时收获苗条的身材。

日常生活中，我特别喜欢运动，也许是因为常年持之以恒地运动加上合理的饮食习惯，多少年来我的体重才始终如一。大家认识我是不是从《传闻中的七公主》开始的呢？每次到中国做节目，都能听到一些影迷叫我"美七"，真的感觉很亲切。虽然我的中文不是很好，可这两个字我说得很标准哦。感谢大家对那个任性而又让人无法憎恨的"美七"的多多关照，不过生活中我可不任性哦，因为家中有个料理师妹妹，自然我对美食也是情有独钟的。

妹妹贞珉是个美丽的女孩子，如果说我是"传闻中的七公主"，她就是我们家的"吃公主"，一个魔术般让食物变得美丽动人的小公主。她的手艺经常让我感觉到幸福和惊喜，她分享的食谱也让我受益很多。能和朋友分享美好生活的经验是一件有趣的事。在韩国，妹妹还担当着众多艺人的"御用营养师"呢。贞珉在五星级大酒店的法国餐厅工作过，再加上她对料理的天分以及热爱，才能为大家奉献这么精彩的料理书。书中的所有料理一定能给大家带来惊喜，想拥有健康、苗条的身材，但又管不住嘴巴的姐妹们今天有福啦！希望通过这本书可以帮助姐妹们养成良好的饮食习惯，常吃低盐、低油、低热量的料理，但这并不是代表这样的料理就不美味，要记住会吃才会瘦呦！

2012年于北京亚酷步文化传媒有限公司
崔贞媛。。。

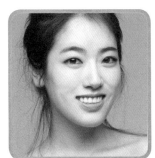 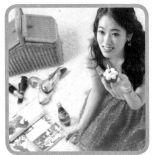 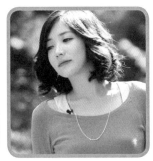

序言。。。

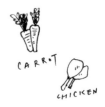

想成为苗条女孩就非挨饿不可吗？其实，任何人都不该为了减肥而弄坏身体，更不该承受忽胖忽瘦的'溜溜球效应'之苦。但另一方面，大家都说低盐、低热量的料理不好吃，那么到底要怎么做才能吃得安心又开心呢？

许多女性朋友为了变得苗条和美丽都付出过艰辛努力，但是在美食的诱惑面前，却变得束手无策。尽管如此，也不能采取断食或绝食的手段。我也是女孩，也有着同样的烦恼。所以，身为厨师兼食品造型师的我，想出了一个苗条养瘦方法，希望可以借此减轻大家的烦恼。

首先，如果想拥有像韩国女星般的苗条身材，应该维持什么样的生活？

我个人觉得首先要养成勤奋的生活习惯。你们一定会感到很诧异，为什么会首先提到与料理毫无关联的主题吧？其实，勤奋非常重要。我周围的人当中，有着勤奋生活习惯的人大部分都拥有健康和苗条的身材。她们还会亲自动手做有益于身体健康的料理。

与此相反，比较懒惰的人多半拥有圆滚滚的身材，且常受小病之苦。她们平时爱吃快餐和外卖食物，这种食物中含有大量钠成分，而所摄取的钠成分越多，食欲也会随之大增。再加上与食物摄取量相比，身体运动量又极少，所以摄取的热量无法全部消耗掉，自然而然剩余的热量就会在体内堆积成脂肪。

有些人因为怕麻烦而不吃早餐，但过了早餐时间之后便越吃越多，养成了倒金字塔式的饮食习惯。另外，晚餐摄取高热量的料理或享受夜宵，都是减肥的天敌。

这也就是为什么我会将勤奋的生活习惯列为维持及享受苗条的第一要件。

接下来，想要变成苗条女孩，该吃些什么呢？

为了鼓励大家亲自下厨做兼顾美味与低盐、低热量、低脂肪的料理，我在本书中特别设计了许多符合身体新陈代谢机能的食谱。有很多书都把新陈代谢解释得艰涩难懂，我们换个角度想这个术语：早晨充分休息之后起床时，体力充沛，所以热量消耗量也大；到了晚上，身体会变得疲惫，所以消耗的热量会相对减少。因此，如果在晚上食用高热量料理，体内就会堆积很多剩余热量。俗语道："早餐吃得像皇帝，午餐吃得像王子，晚餐吃得像乞丐。"这句话正符合人体新陈代谢的运作，由此可以看出古人的生活智慧。一日三餐中，最重要的就是早餐，应该以优质蛋白质和碳水化合物来供给足够的能量。午餐是用来维持供给身体活力的，其中很重要的一点是：适量摄取，细嚼慢咽。晚餐建议食用低脂肪、膳食纤维和蛋白质含量丰富，同时有着饱腹感的食物。这部分我会在本书中详细介绍，晚餐以摄取GI值低的海藻类和蔬菜类食物为宜。

很多人会好奇，经常出现在电视荧屏和杂志上的艺人和模特们到底吃些什么呢？她们真的是在吃减肥餐吗？我在近距离观察姐姐崔贞媛的饮食生活后发现，实际上她的饮食生活与我们并没有太大的区别。

她只是稍微勤奋一些，过着有规律的生活，不会暴饮暴食而已……

本书的第六章介绍的是非常特殊的食谱。即包括姐姐崔贞媛在内的明星——高恩雅、姜艺媛、徐英姬、刘珠熙为了维持健康的身材经常吃的料理及其食谱。本书的食谱与在那些随处可见的娱乐杂志上只会激发好奇心而刊载的减肥食谱有着很大的不同，其实，苗条女孩们为了维持好身材，对一道料理也会很费心思、很努力的。

最后，向为我的第一本书诞生提供无私帮助的李庆民、李善泰表示诚挚的谢意。同时还十分感谢把我的每一道料理拍摄得漂漂亮亮的刘志万摄影师。当然，最为感谢的是通过低热量料理即将变身为苗条女孩的各位读者朋友们。

2011年春，写于木莲花盛开的西来村

崔贞珉○○○

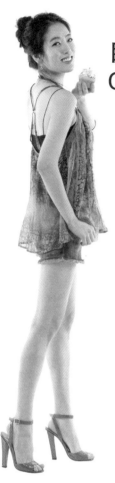

目录
Contents

BLUEBERRY

APPLE

第一章
韩国女星的
健康守则

EGG

GARLIC

TOMATO

MACKEREL

ALMOND

EGGPLANT

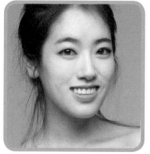

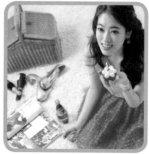

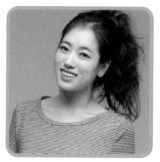

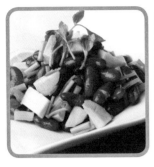
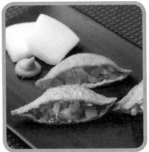
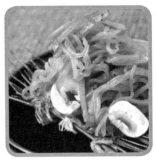

第二章
低脂瘦身
爽口早餐

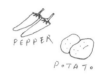

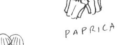

第三章
骨感女孩的
快乐减肥午餐

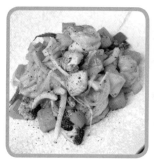
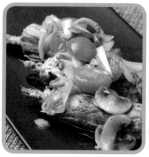
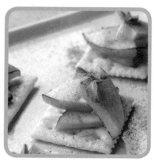

第四章

苗条女孩的低GI
美味晚餐

LOTUS ROOT

OLIVE OIL

APPLEMINT

MILK

MILK

第五章

姐妹淘的
低卡开心派对料理

第六章
韩国骨感女星
"享瘦"食谱大公开

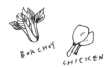

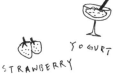

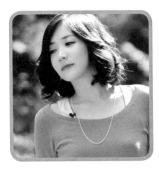
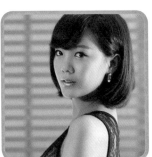
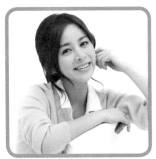

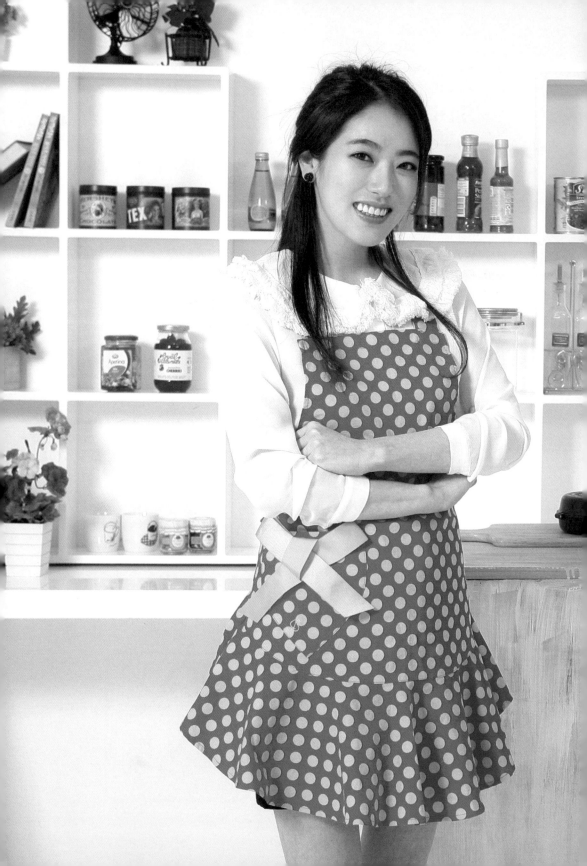

Skinny-girl's Recipe

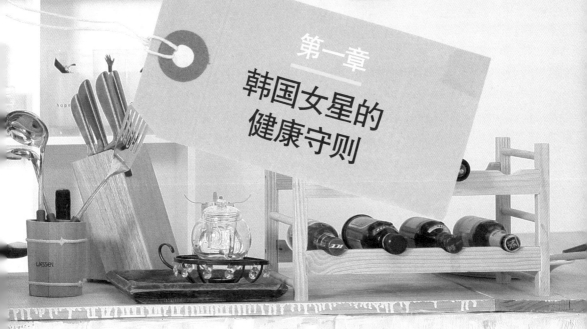

第一章
韩国女星的健康守则

有句话说："想要成为富翁，就要像富翁一样去思考和行动。"相同的道理，想要成为像韩国女星般的苗条女孩，就要养成苗条女孩的生活习惯。我们的身体是不会说谎的，平时的生活习惯会如实地反映在身材上。如果平常爱吃高热量的食物，活动量又少，当然会离苗条女孩的梦想越来越远。下面就让我们一起来看看该改掉哪些坏习惯，养成享受苗条的健康新主张吧！

苗条女孩的健康生活习惯

先消除压力，才能事半功倍

　　想成为苗条女孩，我的第一个建议就是：把压力最小化。因为当身体受到压力时，新陈代谢功能就会下降，所以即使在这种时候减肥，其效果也会大打折扣。也就是说，不管我们多么辛苦地做运动，多么注意饮食，体重也不会减轻。

　　说到压力，人体对生存非常敏感，过去不像现在食物种类如此丰富，因此经常因为没办法饱吃一顿而感受到很大的压力。而这种压力会强烈刺激生存本能，当一个人在极度饥饿状态下进食时，身体自然会把食物储存为脂肪，以防止日后饥饿。然而，现代人却因为食物过多而必须承受诱惑的压力，这也是一种矛盾。

　　想在短时间内减肥的人们受到的精神压力是巨大的。因为瞬间改变平时的生活习惯，不难想象必定会受到压力。如果选择了减肥食谱，一周中六天按照减肥食谱吃，另外一天尽情地享受自己想吃的东西，这也是减压的好方法。如果在六天时间里，每天消耗了1500～1800卡路里，剩下的一天，即使吃自己平时想吃的食物，我们的身体也会保持动态平衡，不会马上发胖。像这样，适当地管理压力才是爱惜自己身体的苗条女孩应该做的！

○○ 有技巧地采取低盐饮食

除非已经养成习惯，身体也接受了这样的习惯，否则减肥实在不是一件可以持续长久的事，通常会中途放弃。看到苗条的艺人、模特的时候，人们往往都会羡慕她们天生有着苗条的身材，但是事实并非如此，她们都曾为了保持身材付出不懈的努力，不然，就是已经习惯了那种维持苗条身材的生活。

如果，只吃完全没有放盐的食物减肥，很快就会吃腻，也很容易放弃。这样一来，就会出现反弹现象，随之将受到巨大的精神压力。甚至还会陷入自愧感的恶性循环模式，这对想要成为苗条女孩的女性们而言是巨大的烦恼。低盐食物有助于减肥是不争的事实，但是这种尝试一定要在身体可能承受的范围内进行。

若想维持减肥的效果，就一定要在我们吃的食物中放少量的盐。这样，身体才可以正常地维持各种活动，精神压力也会减少。想象一下，为了减肥如果一日三餐只吃煮鸡肉，第一天可能会坚持下来，但不到第三天，肯定就不想再看到鸡肉了。

这种计划注定会失败。

那么，在可能实现的范围内，食用低盐食物，会是一种什么样的结果呢？以前面提到的鸡肉为例，鸡肉跟杏仁片一起烹饪，在口感上会发生一些变化，或者也可以搭配有益健康的其他食材一起食用。这样一来，就可以在摄取低盐食物的同时，开心地达到减肥目的了。

好方法也要利用得当

吃完一碗饭会有饱腹感，因此身体不会受到精神压力，但相反身体会吸收很多的热量。然而因此开始盲目地减少饭量也是非常不明智的选择，我建议食用大米和魔芋以1:1的比例煮成的饭。魔芋的水分含量高，几乎不含有热量，所以它是非常适合减肥的食物。魔芋还可刺激肠道蠕动，从而预防便秘，此外，还有助于皮肤美容。由于魔芋被血液吸收得很慢，所以还有助于血糖的调节。

食用野菜也是一个减肥的好方法。不过，野菜料理中相对含有较多的盐分，所以有必要适当调节食用。即在保留野菜固有的香气的同时，减少一半的盐分，若能够习惯这种吃法，野菜可以说是最好的低盐料理。

为了减肥而一下子减少饭量是不正确的，其实有很多替代方法可以不需要减少食量，也能达到减肥的目的，希望大家多加运用。

BROCCOLI

TOMATO

养成苗条的生活习惯

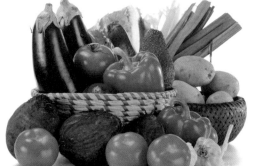

良好的生活习惯才能造就苗条身材。日常生活中我们无意间的许多行为都会使身体变胖，其中，具有代表性的例子就是边

吃饭边看电视。在观看有趣电视节目的同时吃饭，就会吃得比平时还要多。

而且，如果电视上介绍的是美食类节目，还会更加刺激食欲，饭量也会大增。

周日晚上，边看KBS《两天一夜》，边吃饭时常会这样。在吃饭的时候，看到电视上介绍地方美食，就会很奇怪地吃得非常多。因此比起边看电视边吃饭，倒不如与家人们一起边聊天，边慢慢地吃20～30分钟更合适。

那么边听音乐边吃饭怎么样呢？这种方法很不错，可以跟着音乐快乐地打节奏，同时还可以确认自己的饭量。利用20～30分钟的时间，悠闲地吃完饭之后，再边看电视，边做有助于消化的运动也是不错的方法。

平时增加运动量也是非常重要的。估计很少有人每天去健身房做两个小时的运动。那么，平时增加运动量的习惯如何养成呢？前不久，在KBS《生老病死》节目中，介绍了一位完全没有刻意减肥，但是身材却很苗条的女性的故事。

她从来都不坐电梯，而是选择走楼梯。而且在上下班的时候，都会提前两站下车，走着去公司或回家。像这样，平时养成多活动的习惯，即使不做特别的减肥运动，也可以维持苗条的身材。她在接受采访时说："刚开始的前两周有些不习惯，但是现在只要不活动，身体就会感到不舒服。"当时我觉得她真的很了不起！好的生活习惯是最好的减肥方法。

要想减肥，一定要吃早餐

有规律的饮食习惯造就苗条身材。有很多女性为减肥不吃早饭，这其实是一个很不好的饮食习惯。早餐是一日三餐中最为重要的一餐。据调查结果显示，如果吃早餐，中午和晚上的饭量就会相对减少。相反，如果不吃早餐，即使吃了午餐和晚餐，也不容易感到饱腹感，因此会再找比萨和汉堡之类容易发胖的食物来补充。更重要的是，如果不吃早餐，身体无法向大脑供给所需的葡萄糖，因此整个上午将处于无精打采的状态，导致需要集中精神的工作出错率明显增加。

有些人还说一吃早餐，肠胃就会感到不舒服，经常要跑卫生间。这是因为还不习惯而出现的现象。只要两周一直坚持食用容易消化的粥或水果之类的食物，就可以减少肠胃不舒服的现象。过了两周之后，自然而然就能体会到专家们为什么会异口同声地建议一定要吃早餐了。

早晨适合摄取"全谷类"的碳水化合物食物。全谷类中含有相对较多的营养素和膳食纤维，所以有助于健康。同时，还要摄取蛋白质和水果，除了增加饱腹感外，还能获取维生素等每天所需的营养素。

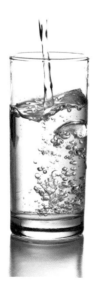

每天写饮食日记

大家可以用笔记本记录每一天吃的食物。用脑子记虽然很方便，但是很容易半途而废，而且很难精确地记住到底吃

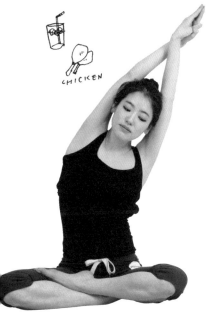

了多少，所以没有效果。用笔记下一日三餐和零食、夜宵、酒等一天所吃过的食物，很多人都会惊讶地发现，原来自己吃下比想象中还要多的食物。如果知道这一事实，自然而然就可以知道该怎么调整自己的食谱了。

最近，我读过一篇采访，某理财专家说："只要养成记账的习惯，也能成为富翁。"他说在记账之前，认为酒钱是自己最大的支出，但是通过记账才发现了一个难以置信的事实，就是在上班时吃的零食和琐碎的支出要比酒钱多得多。

由此可知，正确知道支出的流向，才能清楚应该改善的部分。饮食日记也是相同的道理。写饮食日记，就可以发现平时吃的零食，比起偶尔吃一次烤五花肉，更令人发胖。

对于没有每天亲笔记录习惯的人来说，写饮食日记会是一件很麻烦的事情。建议不妨利用手机的照相功能，在吃东西之前拍下食物的照片，晚上睡觉前再按照日期，将照片存到电脑里，这样也能达到同样的记录效果。

多喝水

有一研究结果表明，一天饮用6~8杯水也可以达到减肥的效果。有些人说自己光喝水也会胖，其实这不是发胖，而可能是水肿。水的热量是零，不会发胖，多喝水可以使体内垃圾顺利排出，好处很多。即使不是为了减肥，平常喝水也是对身体有好处的。

养成每天运动10分钟的习惯

大多数人都认为运动一定要达到很累的程度才有效。

所以，每到夏天，很多人都会加入健身中心，但撑不到一个月就放弃了。

平时完全不运动的人，如果从又难又累的运动做起，肯定很难坚持下去。其实，身体也需要时间去适应运动，但人们迫不及待地想拥有苗条身材，以这样的心态去运动，最后却半途而废，心理上很容易陷入自责的情绪。

那么，我们不如换个角度，轻轻松松地做运动怎么样呢？就是每天运动10分钟。当然，比起2小时的训练，10分钟的运动量会很少，但运动10分钟是每个人都可以轻松做到的。而且是根据自身的状况而做的，所以能够持之以恒。如果每天坚持做10分钟运动，就会发现自己运动的时间不知不觉就超过了10分钟。这是因为当我们做适合自己的运动时，运动1~2分钟之后，心情就会变得很愉悦。应该说，人体天生就爱运动吧。既然如此，就从今天开始，尝试一下每天10分钟的运动吧。

苗条女孩的厨房大改造

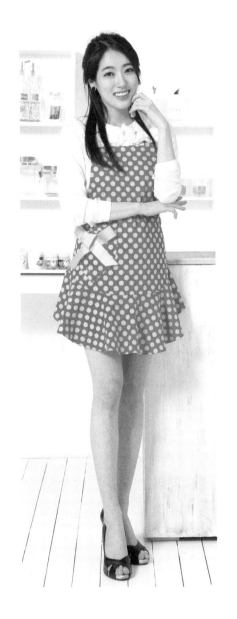

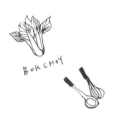

远离速食食品

　　现在速食食品很普遍，要找出完全不吃速食食品的家庭，似乎不可能。但如果习惯用速食食品代替正餐，体内就会积累过多的钠，从而危害人体健康。

　　如果大量摄取钠，不仅会出现身体水肿，还会出现体内堆垃圾的现象。尤其会把身体所需的水分排出体外，让身体各项机能无法正常运作。这就是为什么许多减肥专家都建议大家多饮用水。因此，最好尽可能减少速食品的摄取，更要果断地扔掉化学调味包，好好爱惜自己的身体。

把食物分装成单人份

把食物分装成一次的食用量，有很多好处。首先，分装成一人份，就可以预防自己在不知不觉中摄入过量。而且还可以防止浪费食物，在匆忙的早晨，还可以大大节省准备早餐的时间。

进餐时使用小碗和筷子

用小碗吃饭，就会减少食物的摄取量。如果把食物盛到大碗里，摄取量自然就会增多。因此，要用小碗吃饭，并细嚼慢咽，这样就可以达到减肥的效果。此外，用餐的时候，用筷子比用勺子更好。虽然两者看起来没有太大的区别，但是用勺子进餐，吃得会比较快，所以在产生饱腹感之前，就会吃很多。使用筷子夹少量的食物，再细嚼慢咽，就可以控制食物的摄取量。这些日常生活小习惯日积月累下来，就会产生乘数效应。

做好冰箱管理

打开冰箱看看，就可以知道自己有着怎样的饮食习惯。如果冰箱里放满了以虾酱类等腌制食品为主的食物，那么以后食用的食物口味就要减淡50%。但这并不代表完全不吃盐。如果不摄取盐，就会危害身体健康，而且对保持苗条的身材也没有任何好处。减肥也要一步一个台阶，分阶段进行。

如果平时爱吃含糖量高的罐头类食物，或者是蛋糕、冰淇淋、巧克力等食物，从现在起，冰箱里要多放水果等含天然糖分的食物。与其突然改变饮食习惯，不如充分考虑自己目前的饮食习惯并加以调整，这才是明智的做法。

苗条女孩的食材选择

大部分关注减肥的女性，对热量的信息都有着一定的了解。但是，如果想成为苗条女孩，除了热量以外，还要留意GI值。GI值就是食物血糖生成指数，它是指摄取碳水化合物后，血糖升高或降低程度的升糖指数。根据其指数的高低可分为高GI食物和低GI食物。

高GI食物，进入胃肠后消化快、吸收率高，从而使血糖升高，促进胰岛素分泌。血液中的糖分如果不被身体器官消耗掉，就会转化成脂肪，堆积在体内。这就是让众多女性为形成赘肉而烦恼的主因。相反，低GI食物在胃肠中停留时间长，吸收率低，所以容易被消耗掉。简单地说，低GI食物可引起较小的血糖变化，所以有助于减肥。食物的加工过程越长，味道越甜，GI值就越高。因此即使是相同的碳水化合物，烹饪方式不同，GI指数会有一定的变化。同样是土豆，水煮的要比烤的GI值低；生食食物要比加热过的食物GI值更低；生吃地瓜要比熟吃好，新鲜的水果要比果酱或果汁GI值低。具有代表性的低GI食物有蔬菜、海藻类等富含膳食纤维的食品和乳制品、豆类等。

GI值在70以上，属于高GI食物，55以下则属于低GI食物。但是，食品的GI值评价有很多都不是很精确的，因此不能像公式一样运用，但可以作为参考。建议食用GI值为60以下的食物。

摄取少量食物，血糖不会上升得很高，所以不会太刺激胰岛素的分泌。特别是像鸡胸肉等富含蛋白质的食物，即使吃得少，也很快就会产生饱腹感，所以非常适合当减肥食物。如果不按时吃饭，血糖就会下降，为了获得能量，身体会本能地寻找快速提高血糖的甜食，对减肥反而不利。所以少食多餐也是不错的减肥方法。

丹麦哥本哈根大学的拉尔森（Thomas Meinert Larsen）博士的研究小组，曾针对938名体重指数（BMI）为34的重度肥胖者做过实验。结果显示，摄取高蛋白、低GI饮食的小组减肥效果最好。

至今为止，我们在减肥的时候都没有好好地利用GI值。拉尔森博士说过："根据随机取样方式进行的大规模实验结果，就可以知道GI值对控制体重有多么重要。"因此对于追求苗条的女孩而言，GI值是一定要随时注意的数字。

尽管如此，也不要过于依赖GI值，因为像坚果类和食用油等的GI值虽然低，但热量却很高，应该多加留意。

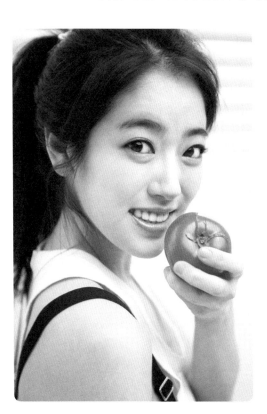

变得苗条美丽的膳食结构

减肥的重点是控制热量的总摄入量。以此为基准，根据个人的饮食习惯来安排低脂肪、低碳水化合物的食物。很多人都认为控制热量的时候，只要减少脂肪

CARROT

TOMATO

摄取就可以，但是很多人主要是碳水化合物摄入太多，必须要注意。

　　碳水化合物虽然是提供人体所需能量的重要营养素，但是如果摄取过多，就会转化成脂肪，成为我们身上难看的赘肉。所以，为了减少体重或治疗肥胖，应该摄入适量的碳水化合物。那么，应该怎样摄取呢？

　　首先，要避开单糖类。单糖是碳水化合物的最基本单位，如果摄取量过多，体内脂肪就会增加。蔬菜则吃得越多越好，水果的摄取量要适当。

　　另外，在选择碳水化合物食物的时候，要选择GI值低的食物。即使是同样的碳水化合物食品，GI值越高，就会抑制脂肪分解，让人很快产生空腹感，所以不利于减肥。与此相反，GI值越低的食品，富含更多的维生素、矿物质、膳食纤维等，有益于身体健康。

　　充分摄取膳食纤维也是非常重要的。虽然膳食纤维属于碳水化合物的一种，但是它的热量低，GI值也低，消化所需时间长，所以有助于减少空腹感。而且，它还可以延长糖类和脂肪被人体吸收的时间，所以在吃饭或吃烤肉的时候，一起食用蔬菜、海藻类、蘑菇、豆类等富含纤维的食物比较好。除了要减少碳水化合物的摄取量之外，还要增加低脂肪高蛋白质的摄取量。蛋白、豆腐、大豆、低脂牛奶、纯酸奶、鸡胸肉等，都是人体蛋白质的主要来源。

　　变得苗条美丽的膳食结构的核心是适量摄取优质的碳水化合物，并不是一点儿碳水化合物都不吃。如果人体摄取碳水化合物的量不足，就会出现注意力低下、头痛、发呆等症状。因此，过度减少碳水化合物的摄取量也是不利于减肥的。

GI值表

豆类及坚果类GI值		红豆 45	豌豆 45	豆皮 43
北豆腐 42	南豆腐 42	豆腐渣 35	臭酱 33	大酱 33
大豆 30	杏仁 25	豆奶 23	开心果 23	花生 20
谷类/面包/面条 GI值		面包片 91	法式长棍面包 93	精白米 84
年糕 85	乌冬面 85	面包卷 83	红豆面包 77	贝果面包 75
玉米片 75	方便面 73	通心粉 71	胚芽米 70	羊角面包 70
糙米+白米 65	糙米片 65	白米粥 57	糙米 56	面粉 55
黑麦面包 55	燕麦片 55	荞麦面 54	大麦 50	全麦面包 50
水果GI值	草莓酱 82	菠萝 65	黄桃罐头 63	葡萄干 57
桔子罐头 57	香蕉 55	葡萄 50	芒果 49	甜瓜 41
桃子 41	柿子 37	樱桃 37	苹果 36	西洋梨 36
猕猴桃 35	蓝莓 34	柠檬 34	橘子 33	梨 32
橙子 31	柚子 31	木瓜 30	杏 29	草莓 29
牛奶/乳制品/蛋类 GI值		炼乳（加糖）92	冰淇淋 65	鲜奶油 39
奶油奶酪 33	酸奶饮料 33	人造奶油 31	脱脂牛奶 30	黄油 30
鸡蛋 30	加工奶酪 31	低脂牛奶 26	牛奶 25	纯酸奶 25
肉类/鱼类 GI值		培根 49	意大利香肠 48	鱼丸 47
火腿 46	猪肉 46	香肠 46	鸡肉 45	鸭肉 45
羊肉 45	牡蛎 45	螃蟹 44	蛤仔 44	鲍鱼 44
烤鳗鱼 43	丽文蛤 43	扇贝 42	巴非蛤 40	金枪鱼 40
竹荚鱼 40	海鳗 40	虾 40		
蔬菜/根菜类 GI值		土豆 90	胡萝卜 80	山药 75
玉米 75	日本薯蓣 65	南瓜 65	芋头 64	栗子 60
银杏 58	红薯 55	大蒜 49	牛蒡 45	藕 38
洋葱 30	西红柿 30	松茸 29	金针菇 29	大葱 28
杏鲍菇 28	香菇 28	生姜 27	圆白菜 26	柿子椒 26
芸豆 26	萝卜 26	竹笋 26	青椒 26	

火候决定苗条女孩的美味料理

食物味道的好坏取决于火候。如果能够把握好火候，即使是一个做菜新手，也可以做出美味的料理。例如，在炒菜的时候，锅里油温还没热便马上放入食材，油在加热过滤中会被食材吸收，使食材失去原味。正确的烹饪方法是等油温足够热时，再放入食材大火快炒，才能炒出食材的美味。炖菜总是很硬，或油炸食物不酥脆都是因为火候控制不当。

炒、炖、炸、烤等不同的烹饪方式，火候也不同。火候大致分为大火、中火、小火，有的菜是从一开始就用大火烹饪，随后转小火；而有的菜则是一直用小火烹饪。因此，只要掌握调节火候的技巧，就可以做出美味佳肴。

根据烹饪方式不同（炖、炸、炒、蒸、烤），烹饪的火候、温度也会有差异。如果是做菜新手的话，就要多加留意火候的强弱。关于火候，用文字说明的效果有限，请大家上网查询相关参考图片。

炖菜要使用小火

要让食材入味的炖菜多以小火慢炖。但若是从一开始就用小火，食材不容易熟，所以必须用大火将汤汁煮开一次，然后再放入食材，等再次煮开后调为小火慢炖。如果一直使用大火炖，汤汁就会在食材入味之前收干，而且火候太大，食材也容易太烂。因此，当汤汁煮开一次之后，

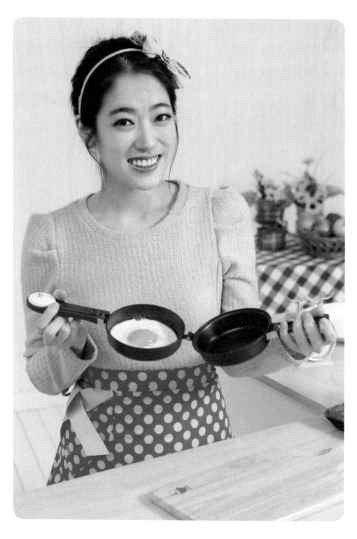

再把大火转成小火慢炖即可。

油炸食物要根据食材选择油温

  油炸食物的关键在于酥脆的口感，其秘诀就是油的温度。根据油炸的食材不同，例如炸薯条和可乐饼等须用高温油炸，肉类等则用中温油炸，才能完全热透。在把裹粉放入油锅中时，如果裹粉沉入锅底之后，不会浮上来，这时油温大概达到150℃~160℃；如果裹粉沉到油的中间之后，又浮了上来，这代表油温约170℃~180℃；如果裹粉放入锅中之后，马上浮到油面上且四散，即代表油温达到180℃以上。记住以上的常识，在做料理的时候会很方便。

○○○ 炒菜需要用大火迅速翻炒

大家都曾看过电影里大火似乎吞噬整个炒锅的快炒画面吧？就是要用这样的大火炒，菜的味道才会好吃。在快炒之前，先要加热油锅，加入油之后再次加热，然后放入食材，一旦开始炒菜，从头到尾都要保持大火，而且动作要快，才会好吃。如果动作太慢，食材会变糊或者变味，因此炒菜之前必须将所有材料准备好。

LEMON

○○○○ 蒸煮料理必须根据食材调节火候

不好把握火候的烹饪方式就是蒸了。在蒸鱼或肉时，从一开始就要用大火加热使蒸汽快速形成，从而迅速蒸熟是关键。如果用小火蒸，就会残留肉类、鱼类的腥味或膻味。与此相反，像豆腐、鸡蛋等口感滑嫩的料理，从一开始就要以小火慢蒸，口感才会更柔软。大火会使食材里的空气蒸发，形成小孔。土豆和红薯一定要用大火快蒸。调节火候可以让食材味道发生改变，很奇妙吧！从现在开始，大家也试着通过调节火候来提升自己的厨艺吧！

忙碌苗条女孩的
简单烹饪妙方

很多女性每天都很忙碌，所以烹饪方式过于复杂或者耗时过长都不合适，那么是不是有什么好对策呢？

事先准备好半熟状态的食物

在休息日，先把食物以半熟状态密封冷藏或冷冻保存，这样匆忙的早晨也可以吃上早饭。食物蒸或煮通常需要花 15～30 分钟，若想缩短烹饪时间，可以事先煮好土豆或南瓜，然后切成小块放入密封盒里保存。在食用之前，放入微波炉只要加热 1 分钟就可以吃了。另外，从便利性来看，速食金枪鱼也不一定不好。如果把速食金枪鱼放到筛子上，用流水冲洗，去除油分之后食用，既可以减少热量，还能增添美味。请记住，罐头里的油一定要去除之后再食用。

让料理看起来可口的准备妙方

短时间内做出可口的料理是有难度的，不过稍微花一点心思，还是有办法做到料理视觉上的美感。例如，蔬菜切成相同的大小，就会显得很整齐。举例来说，大葱斜刀切片，洋葱切成末之后，把它们放在一起烹饪，就会看起来很不协调。如果大葱切片，洋葱也要切片；大葱若切成末，洋葱也要切成末，这样统一的话，做出的料理就会看起来更加美观。

另外，切菜时尽量切细，因为不仅有助于消化，而且还更加美观。蔬菜的烹饪通常较快完成，但肉类烹饪则没那么轻松，尤其是鸡肉和猪肉，一定要熟透才能食用，所以短时间内要完成不太可能，这时，事先煮好备用是不错的方法。另外，也可以运用刀法，比如，在做烤牛排的时候，在牛排的表面切花刀，既可以缩短烹饪时间，又在视觉上产生好吃的感觉。

刀是苗条女孩不可或缺的烹饪工具

　　日本东京浅草有一家专门销售刀具的店，这里不仅提供专业刀具，连一般刀具也有。店里摆满了形状大小不一的刀具。一踏入店里，仿佛世界上所有的刀具都汇集在这里了。有的刀面或刀把上刻有鱼的图案，有的则刻有动物图案，还有的刻有汉字并涂有鲜艳的色彩。在看到这些图案的瞬间，就可以感受到每一把刀都是精心

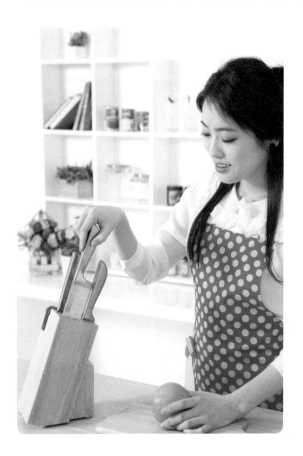

ONION

ALMOND

KIWI

制作的。在日本经常把刀作为礼物送人因为送刀有着避邪的作用。

　　对料理有兴趣的人应该都清楚，在做菜的时候，没有比刀更重要的烹饪工具了。如果切不好食材，食物的造型就不会美观，所以在享用食物的时候，心情和味道也会大打折扣。若想做出视觉上美观的料理，善用菜刀比什么都重要。

　　只要懂得正确用刀，即使厨艺稍微差一些，也可以让料理看着美味。所以，刀具的功能不能忽视，包括切菜后不黏刀，或者可以按食材的特殊纹理切菜。可能是出于这种理由吧，最近很多日本的高档酒店、餐厅都开始使用德国刀，其数量逐渐呈上升趋势。

　　我开始学烹饪的时候，也使用了很长时间日本刀具，但是从前几年开始使用的是德国的"鸟牌"（Karl Bahns）刀具。这款刀具的把手和刀身连接得非常自然，使用起来非常舒适。即使长时间使用，手腕也不会感到不舒服。把手和刀身使用的是相同的材质，这让刀看起来更加精致，不过对于需要长时间使用刀的料理师来说，对手腕不会造成压力是最具吸引力的地方。特别是套刀上配有可以磨刀的工具，因此在切菜的时候，如果感到刀不快，就可以马上磨刀。这也是一大好处。

　　只要把食材切得好看，即使是料理新手，也可以做出美味的料理。例如，烤鸡排是没有颜色的，可以通过搭配各种蔬菜增加口感，这样一来，营养变得更丰富，色泽也变得更漂亮。如果把各种蔬菜均匀地切成小块放到鸡肉上面的话，就可以成为可口美味的烤鸡排了。建议大家选择适合自己的刀具，做出美味可口的料理。

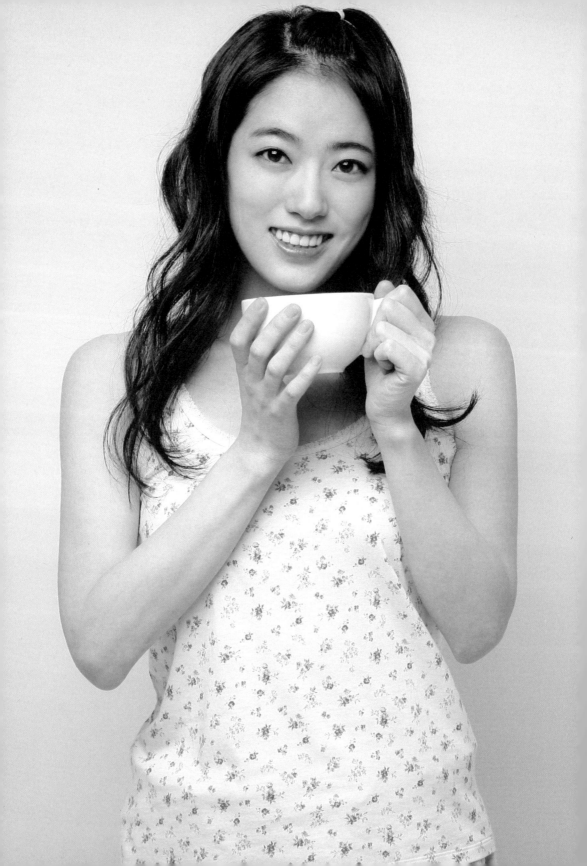

Skinny-girl's Recipe

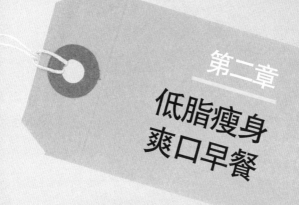

第二章

低脂瘦身爽口早餐

○○

一日三餐中，早餐是最重要的。德国有句俗语说："早餐吃得像皇帝，午餐吃得像王子，晚餐吃得像乞丐。"许多职场女性认为不吃早饭是理所当然的。不过，这是一个极大的错误。如果不吃早餐，一上午都会无精打采。早上要多摄取碳水化合物、蛋白质丰富以及低热量的食物，如水果等，这样一整天都会充满活力。

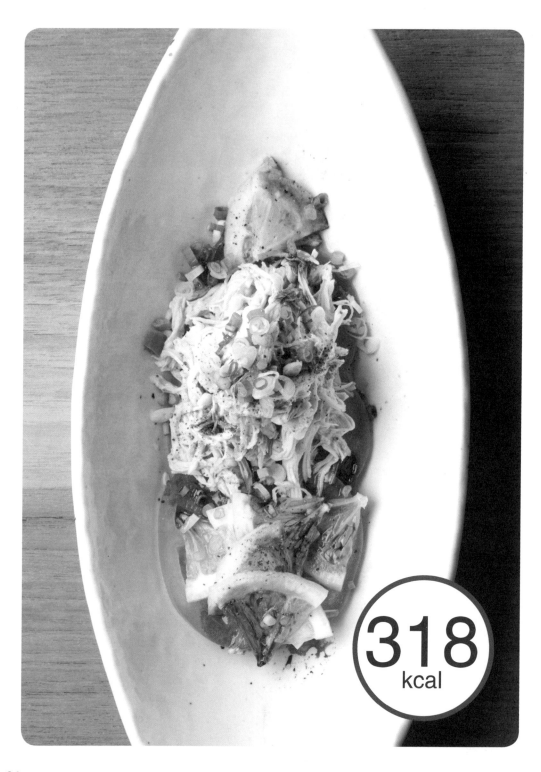

318
kcal

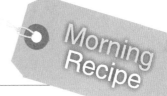

鸡肉西红柿沙拉

巴萨米克醋（balsamic vinegar），又称意大利陈年葡萄醋，是由葡萄发酵而成的，色黑且有酸味。随着发酵期越长，香味越好，发酵期达12年口味最佳。如果觉得太酸，不妨加点橄榄油混合食用。

原料 (1人份)

鸡胸肉120克、柠檬汁2大勺、橄榄油1大勺、蜂蜜1小勺、精盐和胡椒粉少许、西红柿1个、巴萨米克醋1大勺（也可用普通香醋替代）、细葱5厘米。

做法

1. 把煮熟的鸡胸肉放凉之后，用手撕成细丝。
2. 将柠檬汁、橄榄油、蜂蜜装到小碗里，然后放入精盐和胡椒粉搅拌均匀。
3. 把切成片的西红柿装到大碗中，把1放到上面。
4. 然后把2放入3中。
5. 最后撒上香醋以及葱花，这样美味的鸡肉西红柿沙拉就做好了。

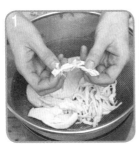
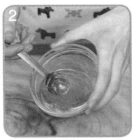
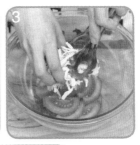

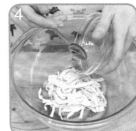
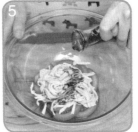

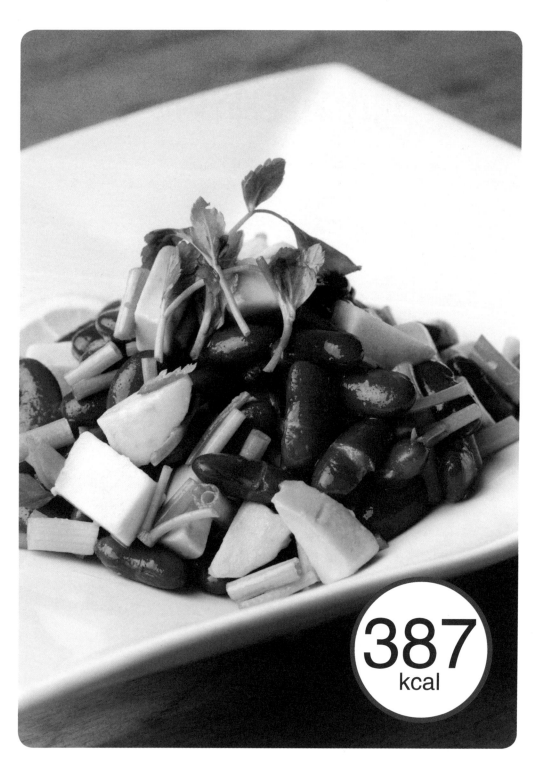

387
kcal

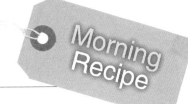

SALT + PEPPER 芸豆沙拉

　　芸豆必须熟透后才能食用，所以通常不受忙碌上班族的青睐，但是如果使用芸豆罐头，就可以制作出清淡爽口的沙拉了。芸豆中含有类似女性荷尔蒙的异黄酮（isoflavone），所以很适合女性食用。

原料（2人份）

芸豆罐头1盒、鳄梨半个、水芹菜少许。
酱汁：泰国鱼露半小勺、蜂蜜1大勺、柠檬汁1小勺、橄榄油2小勺、胡椒粉少许。

做法

1. 把罐头里的芸豆倒入筛子里，把汤汁沥干。
2. 鳄梨去皮之后，切成1厘米的小块，水芹菜也切成1厘米长。
3. 在碗里放入芸豆、鳄梨和水芹菜之后，放入备好的酱汁，搅拌均匀即可。

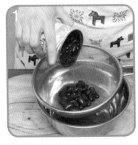
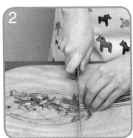
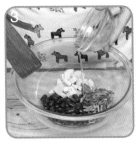

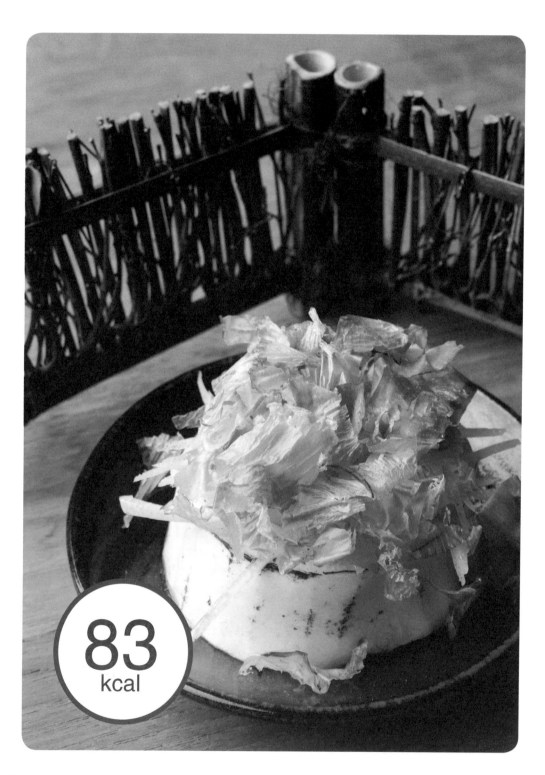

83
kcal

MEAT

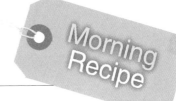

Morning Recipe

烤萝卜

萝卜有助于消化。但萝卜通常煮汤吃，或者是拌凉菜食用，其实萝卜烤着吃也非常不错的。萝卜的热量低，富含膳食纤维，所以容易产生饱腹感，而且烤着吃，因为加了奶油，吃起来甘甜可口。

HERB

LEMON

原料（1人份）

萝卜3厘米（80克）、奶油1小勺、柠檬汁3大勺、精盐及胡椒粉少许、鲣鱼干少许。

做法

1. 在平底锅中放入萝卜用小火烤。当萝卜烤黄的时候，在锅里放入奶油涂抹均匀。再将表面烤成焦黄的萝卜放入微波炉加热5分钟左右。

2. 在1的平底锅中放入柠檬汁、精盐和胡椒粉调成酱汁。将微波炉加热好的萝卜装盘之后，在上面撒上酱汁，最后放上鲣鱼干就完成了。

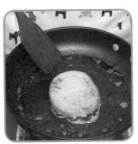

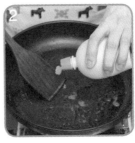

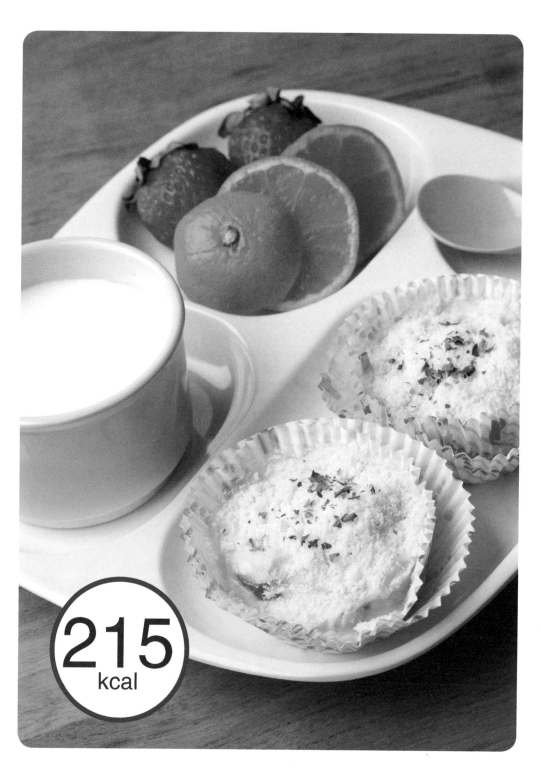

215 kcal

CHEESE

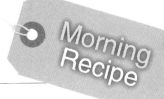

奶酪烤洋葱

平凡无比的食材同样也可以做出美味的料理。奶酪烤洋葱就是利用在市面上容易购买到的食材制作的，制作方法十分简单，非常适合早餐食用。

ONION

STRAWBERRY

原料 (1人份)

低筋面粉3大勺、发酵粉1/3小勺、橄榄油1小勺、奶酪片1片、鸡蛋1个、精盐和胡椒粉少许、洋葱1/2个、香肠1根、巴马臣（Parmesan）芝士1大勺（网上可以买到）、香芹粉少许。

做法

1. 在碗里放入低筋面粉、发酵粉、橄榄油、奶酪片、鸡蛋，并搅拌均匀。奶酪片用手撕成适当的大小放入碗里。

2. 洋葱和香肠切成小块，放入1中搅拌均匀。

3. 在蛋糕模具里铺上纸托之后，放入2。然后在上面放上巴马臣芝士，再放入微波炉加热3分钟之后，撒上香芹粉就制作完成了。

OLIVE OIL

SALT + PEPPER

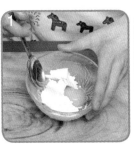
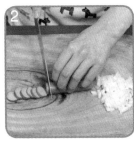
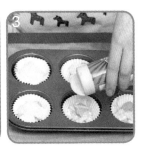

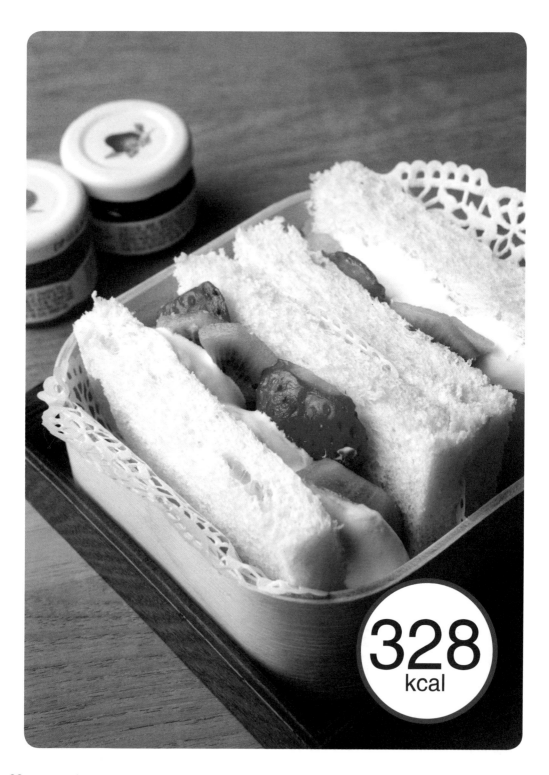

328
kcal

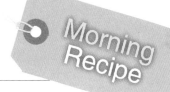

Morning Recipe

水果三明治

酸奶油是鲜奶油发酵而成的，带有酸味。依个人的口味搭配其他的水果一起食用也不错。香蕉、猕猴桃、草莓都富含营养素和酵素，所以有助于减肥。

原料 (1人份)

猕猴桃1/2个、香蕉1/2个、草莓1/2个、面包片2片、酸奶油2小勺。

做法

1. 将猕猴桃、香蕉、草莓切成适当的大小。
2. 在面包片上均匀地涂抹酸奶油（根据个人的口味调节酸奶油的量）。
3. 在涂抹好的面包片上放上1，然后用另一片面包片盖上。根据个人的口味，可以把面包皮切除。

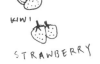

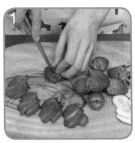

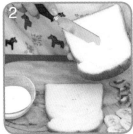

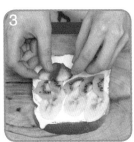

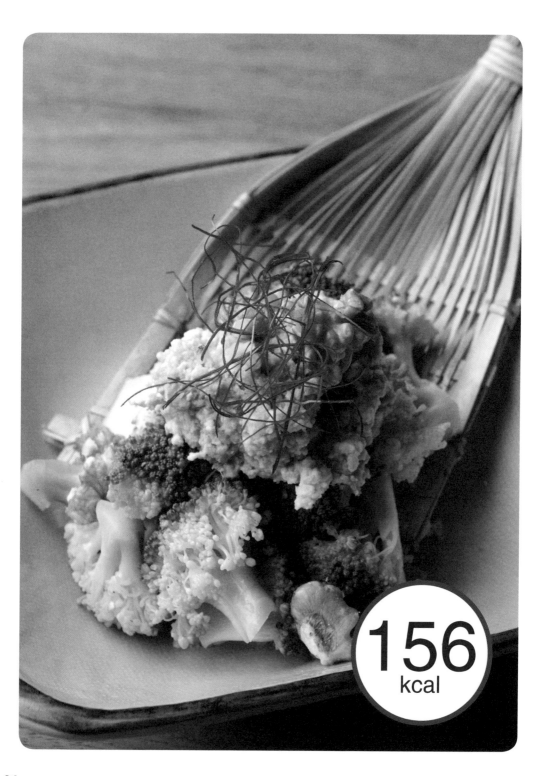

156
kcal

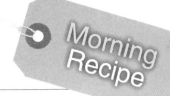

凉拌西兰花豆腐

　　豆腐与味噌口感较软，西兰花和核桃较硬，软硬不同的食材较难放在一起均匀搅拌。因此要先搅拌豆腐与味噌，再加入西兰花和核桃一起搅拌。既可以吃到豆腐中的蛋白质，又能吸收西兰花中的维生素C，是一道营养丰富的料理。

原料 (1人份)

味噌1大勺、豆腐1/2块、西兰花40克、核桃10克。

做法

1. 将味噌和豆腐一起搅拌均匀。
2. 用刀把核桃切碎。
3. 把西兰花切成便于入口的大小，在开水中焯一会儿之后，与1、2一起放入碗里。
4. 将3搅拌均匀就制作完成了。

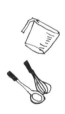

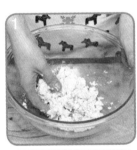
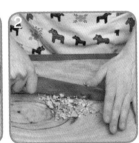
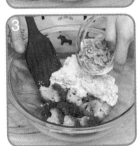
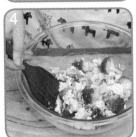

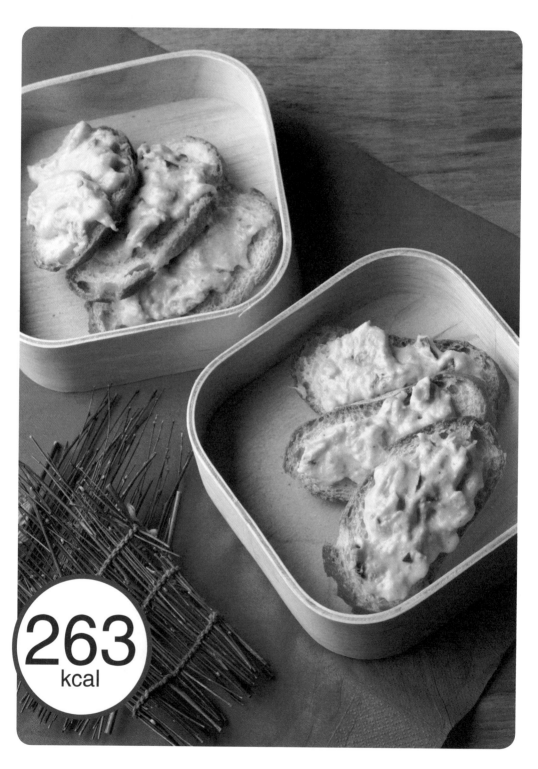

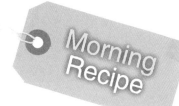

CHEESE

南瓜奶油法式长棍面包

南瓜中含有叶黄素和β-胡萝卜素，有助于防止老化。南瓜的营养价值很高，热量很低，所以食用南瓜时不用担心发胖，它是一个极佳的减肥食物。就用奶油奶酪加有益健康的南瓜，美美地开始新的一天吧！

原料 (1人份)
南瓜1/4个、奶油奶酪2大勺、法式长棍面包2片。

做法
1. 南瓜去皮，切成适当的大小，用保鲜膜包裹之后，放入微波炉加热5分钟。
2. 趁南瓜还热的时候放入奶油奶酪捣成泥状。
3. 然后把2涂抹到法式长棍面包上即可食用。

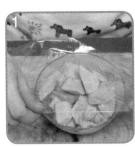
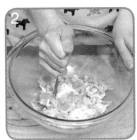
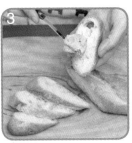

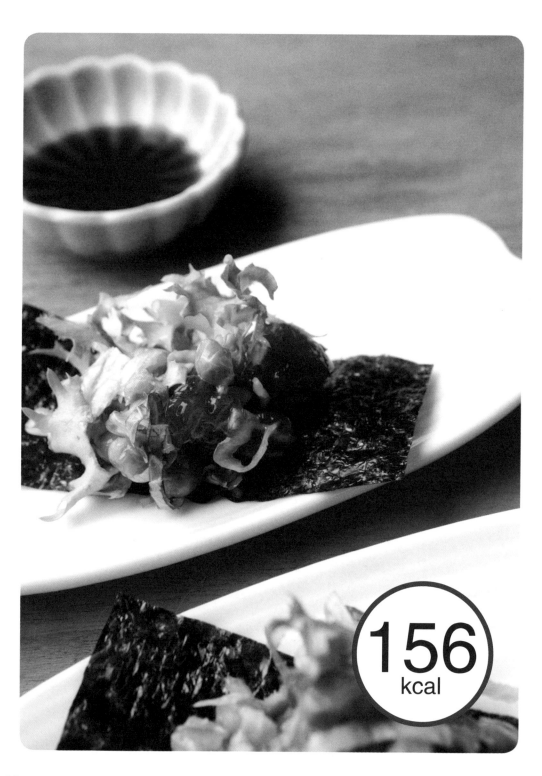

156
kcal

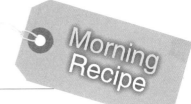

Morning Recipe

纳豆沙拉

纳豆是用大豆发酵而成的日本传统食物。去日本旅行时，在吃早餐的时候经常可以吃到。纳豆富含蛋白质等各种营养素，具有保护肠胃的作用，对瘦身也有很好的效果。

原料 (1人份)

苏子叶1片、菊苣1根、生菜1片、冷冻金枪鱼30克、纳豆1盒、酱油1小勺、干紫菜少许。

做法

1. 将苏子叶、菊苣、生菜、金枪鱼切碎。
2. 在碗里放入1和纳豆、酱油搅拌均匀之后，放到紫菜上面即可。

HERB

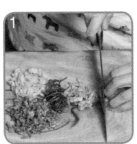

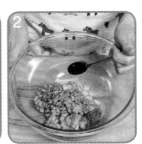

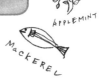

APPLEMINT

MACKEREL

第二章　低脂瘦身爽口早餐　　**39**

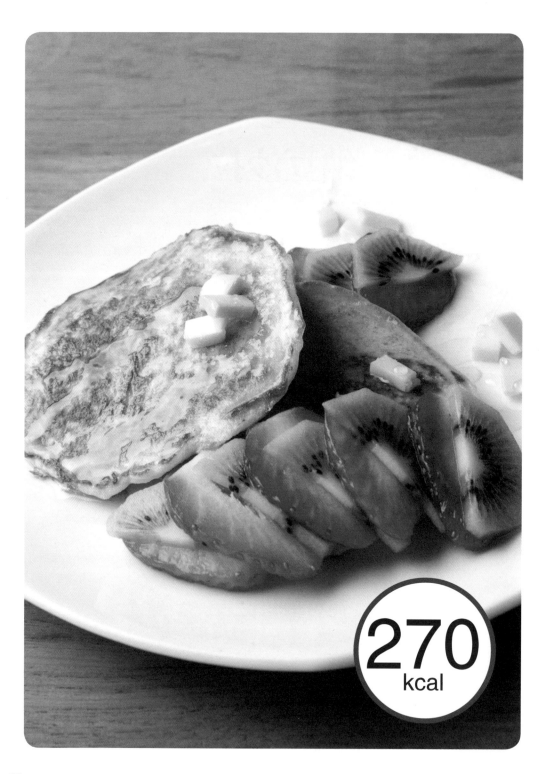

270 kcal

APPLE

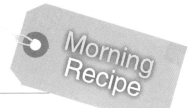

燕麦薄煎饼

利用燕麦片来做煎饼，热量远比一般煎饼低，因为燕麦片每100克中约含 370卡的热量，燕麦片是富含丰富膳食纤维的碳水化合物，GI值只有55，常被当成减肥食品。

原料 (1人份)

松软白干酪25克、白糖少许、牛奶80毫升、燕麦20克、低筋面粉40克、橄榄油1大勺、发酵粉1小勺、鸡蛋1个、时令水果适量、奶油少许。

MILK

MILK

做法

1. 在锅里放入松软白干酪、白糖少量、牛奶20毫升之后煮3分钟。
2. 在碗里放入燕麦、低筋面粉、橄榄油、发酵粉、鸡蛋、剩下的牛奶60毫升之后搅拌均匀。
3. 在2中放入1搅拌均匀。
4. 将搅拌好的材料适量倒入烧热的锅中煎熟。可与水果、奶油一起搭配食用。

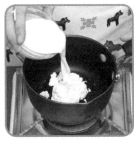
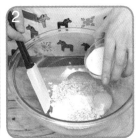
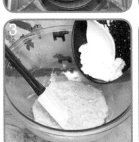
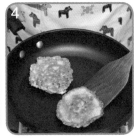

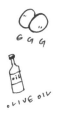

EGG

OLIVE OIL

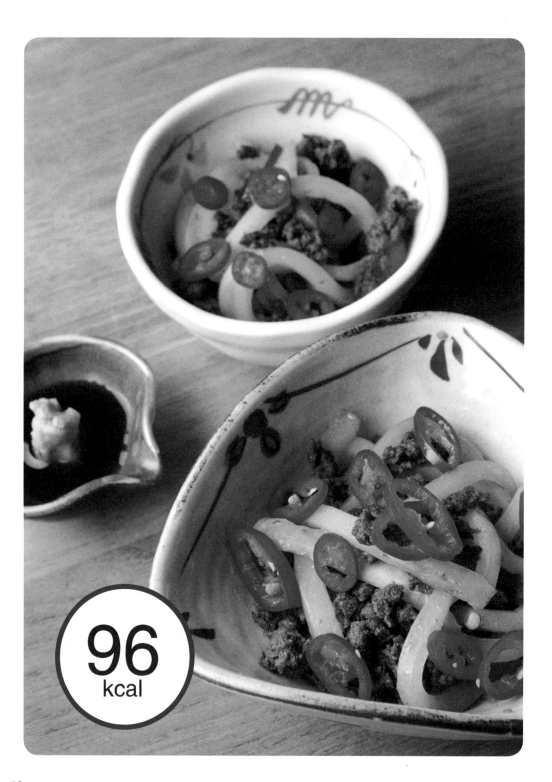

96
kcal

MEAT

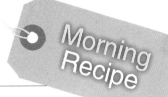

Morning Recipe

香辣魔芋炖牛肉

牛肉中富含人体所需的蛋白质。魔芋是人们熟知的减肥食物，富含神经酰胺，可使肌肤光滑，有很好的美容功效。魔芋可以切成像鱿鱼丝一样的细丝，以提高口感。

PEPPER

原料 (2人份)

魔芋200克、红辣椒1个、牛肉（前腱子肉）50克、香油1小勺。
酱汁：辣椒面1大勺、酱油1大勺、料酒1大勺。

做法

1. 将魔芋切成粗丝。
2. 将红辣椒切片。
3. 在锅里放入香油，然后放入牛肉翻炒。
4. 牛肉炒熟之后，放入魔芋和红辣椒，然后倒入事先调制好的酱汁。
   用小火加热2～3分钟即可。

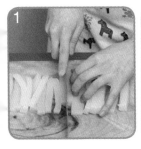

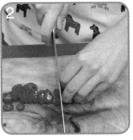

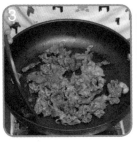

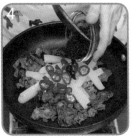

OLIVE OIL

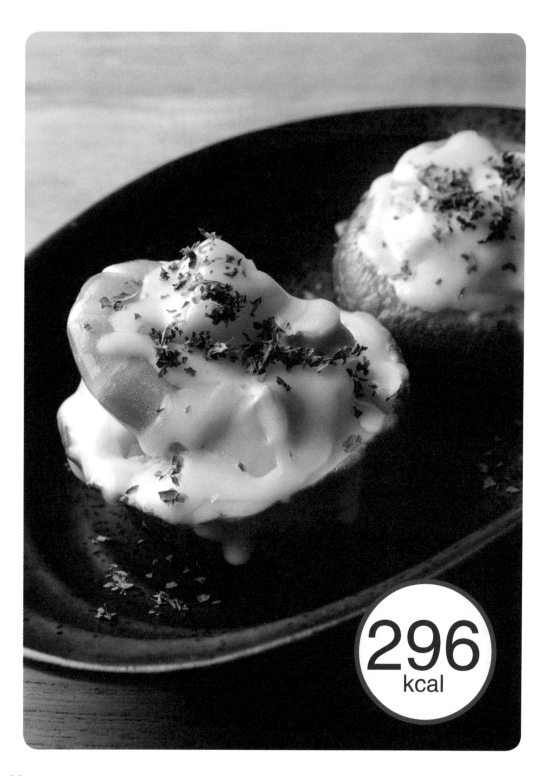

296
kcal

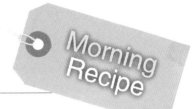

MUSHROOM

香菇蒸虾

香菇内侧可能会有小石粒，一定要清洗干净。听说韩国偶像女歌手朴山多拉（Sandara Park）就是吃虾来减肥哦！虽然虾富含胆固醇，但不用担心，因为虾中所含的牛磺酸可抑制胆固醇的吸收。

原料 (1人份)

香菇4个、鸡尾酒虾100克、精盐及胡椒粉少许、奶油奶酪1大勺、马苏里拉奶酪50克、香芹粉少许。

做法

1. 用刀把香菇蒂切下来（留着备用）。
2. 将香菇蒂和虾切成小块（不要切得过细）。
3. 在碗里放入2，用精盐和胡椒粉调味之后，放入奶油奶酪拌匀。
4. 在香菇上面放上3之后，撒上马苏里拉奶酪，用蒸锅蒸制10分钟。蒸熟后，在上面撒上香芹粉就完成了。

SALT + PEPPER

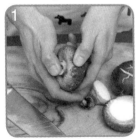

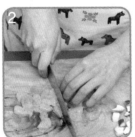

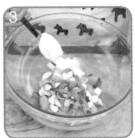

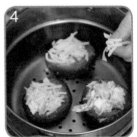

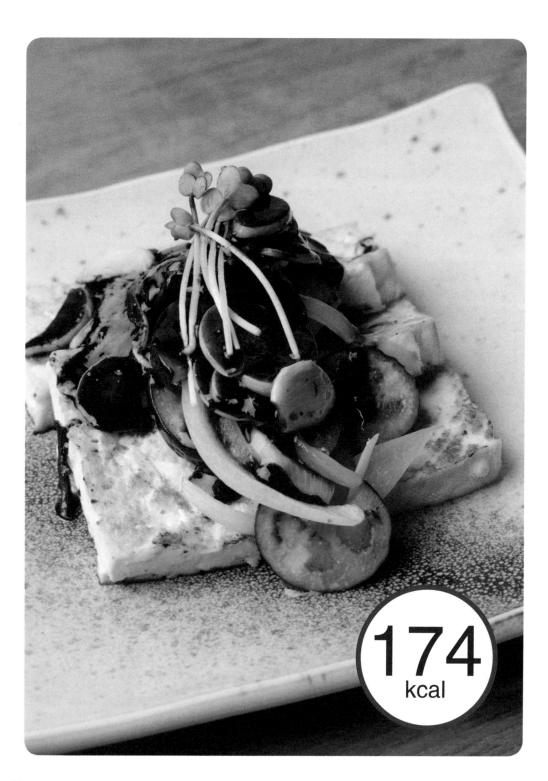

174 kcal

MEAT

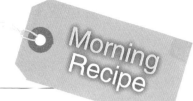
Morning Recipe

煎豆腐

茄子中含有的膳食纤维可以增加肠道蠕动，从而排除体内毒素。在步骤 1 中，煎豆腐和蔬菜时如果没放橄榄油，在步骤 3 时要加橄榄油；如果在步骤 1 时已加了橄榄油，步骤 3 就不用再加了。

原料（4人份）

橄榄油1大勺、豆腐1块、茄子1/2个、洋葱1/2个、大蒜1瓣、甜面酱1大勺、料酒2大勺、白糖1大勺、精盐和胡椒粉少许、萝卜苗少许。

做法

1. 将茄子、洋葱切片，豆腐切成正方形，在平底锅里放入橄榄油，加热后放入豆腐、茄子、洋葱一起煎（若使用的是不粘锅，可不放橄榄油直接煎）。
2. 将煎好的豆腐等取出备用。在平底锅中放入橄榄油和大蒜炒出香味。
3. 大蒜炒出香味之后，放入甜面酱，与橄榄油搅拌均匀。接着放入料酒、白糖、精盐和胡椒粉。
4. 再次把豆腐和蔬菜放入平底锅中，然后放入3拌匀。为了让豆腐和茄子充分入味，要用小火加热。豆腐装盘之后，上面撒上甜面酱就完成了这道美味菜肴。

EGG PLANT

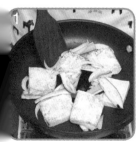
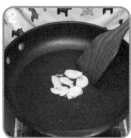
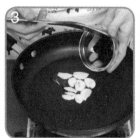
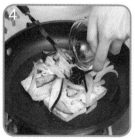

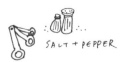
SALT + PEPPER

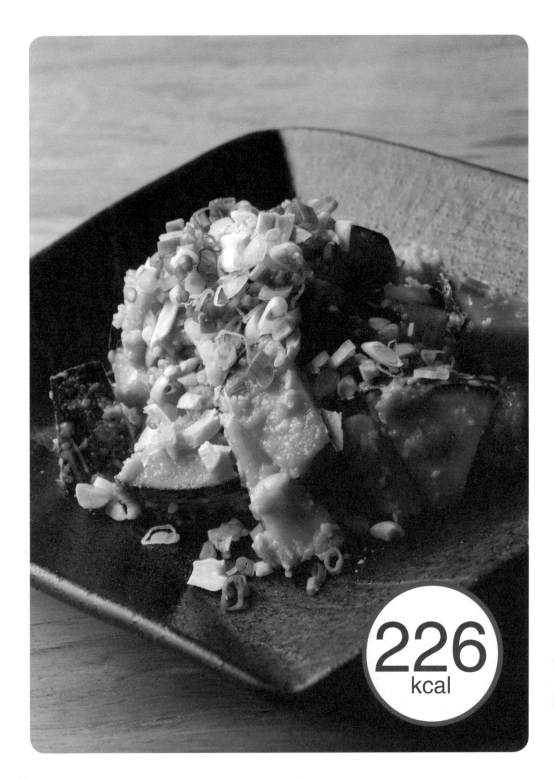

226
kcal

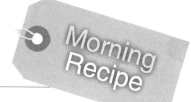
Morning Recipe

南瓜炒花生

作为黄色食物代名词的南瓜中含有类胡萝卜素，具有抗癌的功效。同时，南瓜中还富含有助于提高免疫力的维生素C。南瓜甜味十足，容易吃腻，不过可搭配不同的酱汁来调配。

原料（2人份）
南瓜1/2个、花生10粒、味噌1大勺、蛋黄1个、橄榄油1大勺、细葱1根。

做法
1. 南瓜不用去皮，直接切块装盘之后，用保鲜膜裹上，然后放入微波炉加热3分钟。
2. 将花生切碎备用，另外，味噌和蛋黄一起混合均匀。
3. 在烧热的平底锅中，放入橄榄油之后，放入1翻炒。
4. 接着放入味噌和蛋黄跟南瓜一起搅拌。
5. 撒上花生炒5分钟左右，再撒上葱花就完成了。

OLIVE OIL
ALMOND

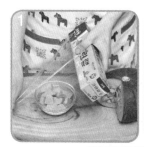
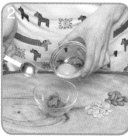
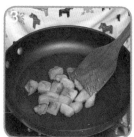

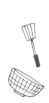
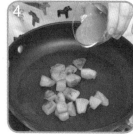
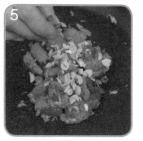

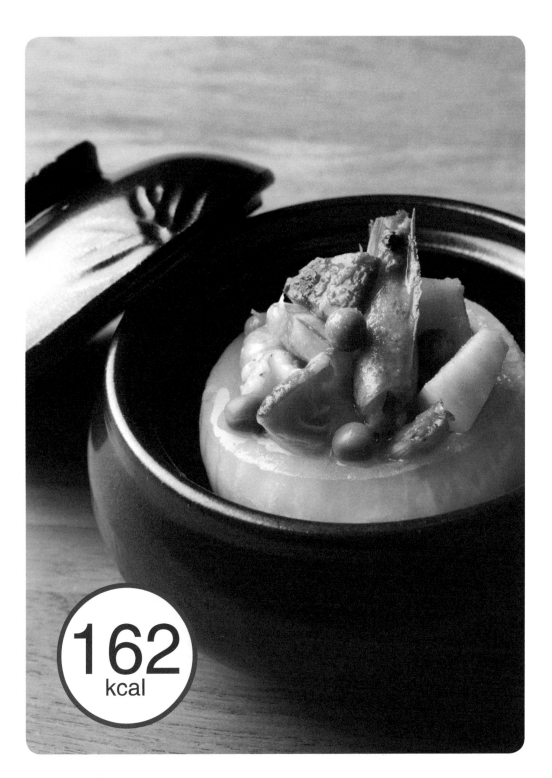

162
kcal

SHRIMP

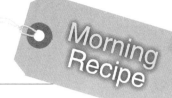
清蒸海鲜洋葱头

　　一般来说，洋葱都用来增加风味，并不会当成主菜，不过在这里洋葱可是主角哦！洋葱含有硫化丙烯，可以抑制脂肪的吸收，所以具有很好的减肥效果。

原料 (1人份)

洋葱1个、虾2个、扇贝50克、香菇1个、味噌1大勺、大葱少许、料酒1大勺、蛋清2/3个。

做法

1. 先把洋葱的上端切掉，然后用刀将内部挖空之后，放入开水中煮3分钟。
2. 将挖出的洋葱、虾、扇贝、香菇、大葱切成小块。
3. 将味噌、料酒、蛋清搅拌均匀。
4. 将2的所有材料放入加了橄榄油的锅中翻炒，炒至变色之后，放入3再炒4~5分钟。
5. 最后把4放入1的洋葱内就完成了。

EGG

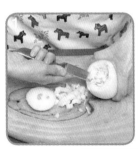
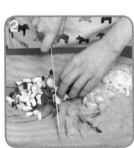
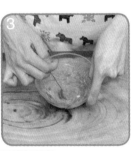

SHELLFISH

MUSHROOM

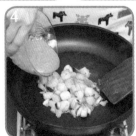
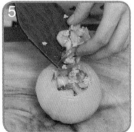

ONION

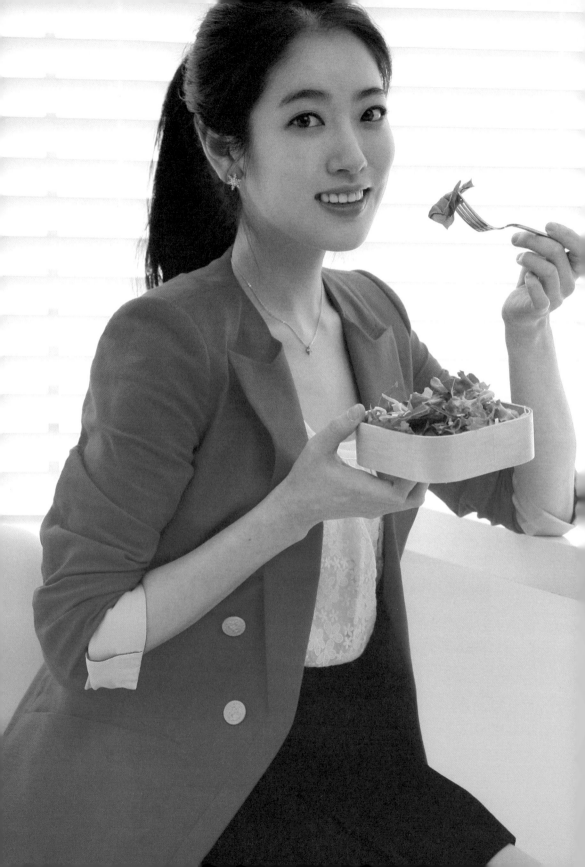

Skinny-girl's Recipe

第三章

骨感女孩的
快乐减肥午餐

午餐时间对职场人士而言，其期盼程度仅次于下班时间。可以利用这段时间补充睡眠，也可以与同事们聊天，缓解一下压力。据调查显示，将近50%的职场人士吃午餐只花10~20分钟。如果想成为苗条女孩，就一定要养成细嚼慢咽的好习惯。因为吃得过快，不知不觉就会吃很多。因此，午餐还是应该舒服地慢慢享用。

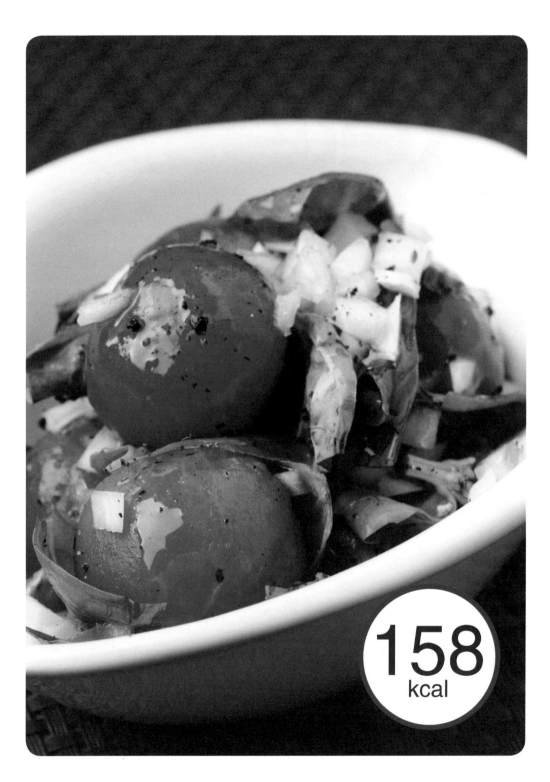

158 kcal

TOMATO

ONION

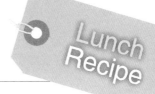
Lunch Recipe

小西红柿沙拉

　　西红柿的营养很丰富，但糖分和热量都很低，而且水分含量大，吃了有饱腹感，很适合作为减肥食品。西红柿中含有对人体有益的番茄红素，熟吃比生吃更易于吸收。

HERB

SALT + PEPPER

原料 (1人份)
小西红柿10个、罗勒叶4片、洋葱末1大勺、精盐1/2勺、食醋1大勺、橄榄油1大勺。

做法
1. 在小西红柿的表面切几个花刀，然后放入开水中去皮。
2. 将罗勒叶切成适当的大小，连同洋葱末和1一起放入碗中。然后放入精盐、食醋、橄榄油。
3. 将所有的材料搅拌均匀，就完成了好吃又漂亮的沙拉了。

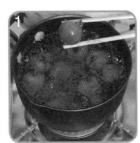
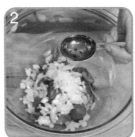
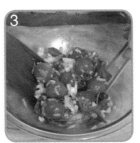

OLIVE OIL

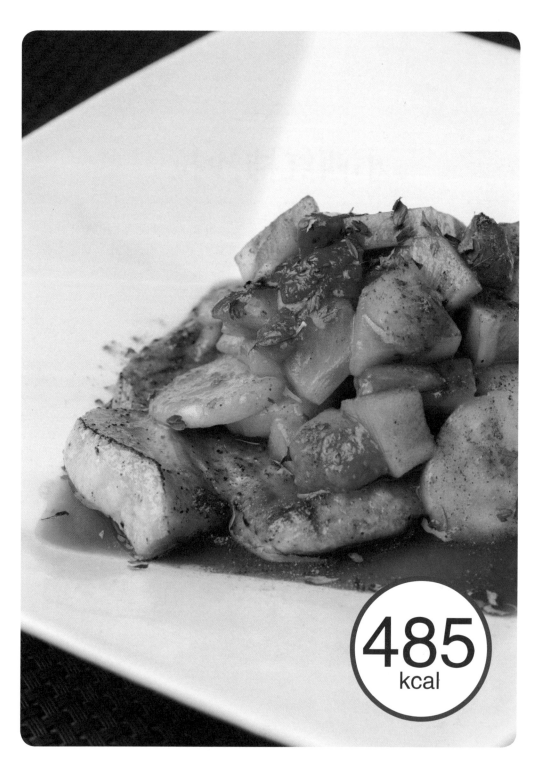

485
kcal

MEAT

Lunch Recipe

水果烤肉

猕猴桃有助于消除疲劳，同时富含膳食纤维和有益于肌肤的营养成分，因此对护肤也有着很好的效果。不仅如此，它所含有的热量和GI值都很低，所以也非常有助于减肥。肉桂粉可以调和水果和猪肉的味道。

HERB

KIWI

原料 (1人份)

猕猴桃1个、香蕉1个、草莓3个、猪肉（脖子肉）120克、胡椒粉少许、料酒1大勺、酱油2大勺、香芹粉少许、肉桂粉少许。

做法

1. 将猕猴桃、草莓、香蕉切成适当的大小。
2. 在烧热的平底锅中放入用胡椒粉调味的猪脖子肉。煎熟翻面后，放入料酒去杂味。
3. 在2中放入酱油和水果，以小火加热5分钟之后，装盘撒上香芹粉和肉桂粉就完成了。

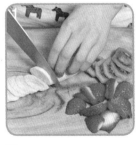
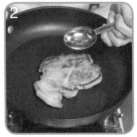
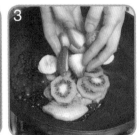

STRAWBERRY

SALT + PEPPER

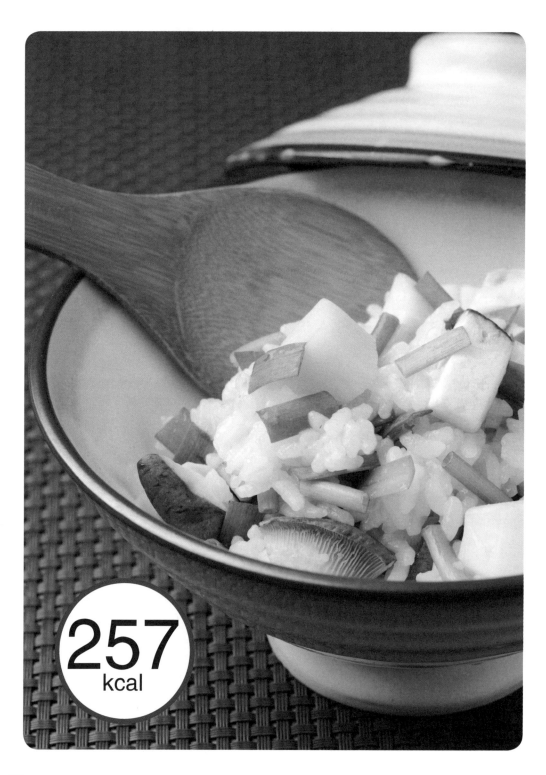

257
kcal

SHELLFISH

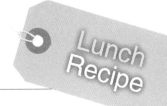
蔬菜饭

在刚蒸好热腾腾的米饭中，加入新鲜蔬菜，就可享受渗入蔬菜独特香味的米饭。另外，扇贝含有维生素B₁和牛磺酸，牛磺酸可以降低胆固醇，分解脂肪。

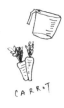

原料 (1人份)

大米30克、料酒3大勺、酱油1大勺、清水2杯、水芹菜10克、韭菜10克、杏鲍菇10克、扇贝2个。

CARROT

MUSHROOM

做法

1. 将洗干净的大米放入电饭锅中，然后倒入料酒和酱油，盖上锅盖开始煮。
2. 将水芹菜、韭菜、杏鲍菇切成相同的大小。
3. 将扇贝放入开水中焯片刻。在煮好的米饭里放入2和焯过的扇贝搅拌均匀就做好了美味的蔬菜饭。

RICE

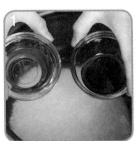
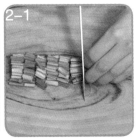
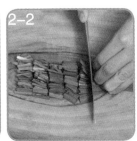

BOK CHOY

CABBAGE

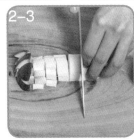
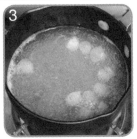

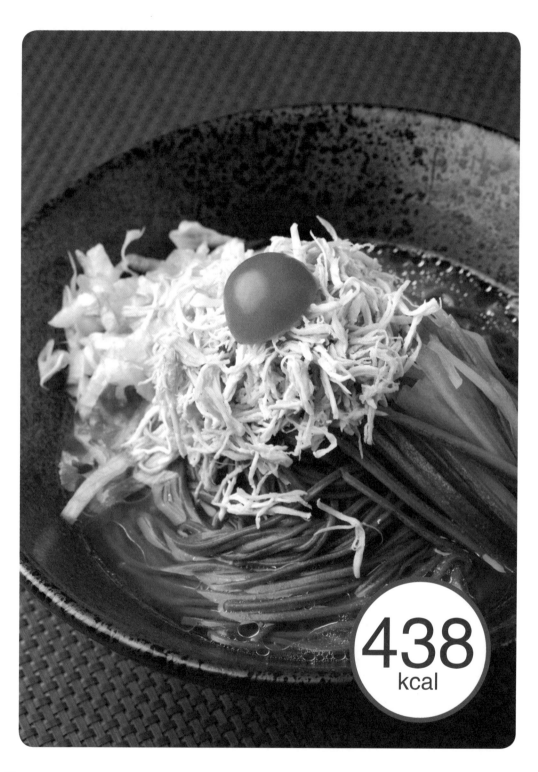

438
kcal

CHICKEN

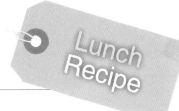
Lunch
Recipe

鸡肉荞麦面

将鸡肉煮约30分钟，熬出来的鸡汤可以作为荞麦面的高汤。如果希望味道更加爽口，可搭配芥末一起食用。荞麦面的热量很低，且富含必需氨基酸和B族维生素，对减肥很有作用。另外，荞麦中所含的胱氨酸能够使皮肤柔嫩，更有弹性。

原料 (1人份)

鸡胸肉50克、生菜1片、荞麦面80克、黄瓜1/3个、芥末1小勺。
鸡汤：海带5厘米、料酒1大勺、白糖1大勺、酱油1大勺。

CABBAGE

做法

1. 将煮熟的鸡胸肉用手撕成细丝，黄瓜切丝，生菜撕成小块。

2. 在煮鸡胸肉的1的鸡汤汁中放入料酒、白糖、酱油、海带煮10分钟左右，制成高汤。

BOK CHOY

3. 将荞麦面煮10分钟左右。趁煮面时，将高汤放凉（夏天可放入冰箱，冬季放入阴凉处即可）。

4. 荞麦面煮好之后，用凉水冲洗，沥出水分装到碗里。然后在上面放入1 和2的鸡汤（2量杯）就制作完成了。食用的时候放些芥末味道更佳。

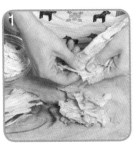
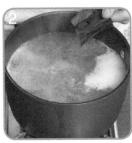
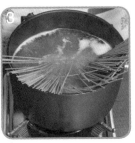
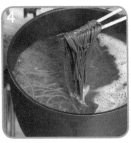

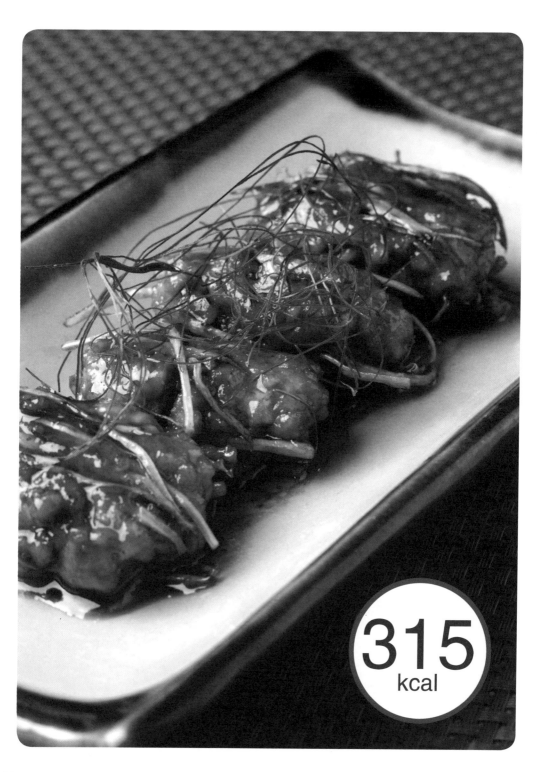

315
kcal

MEAT

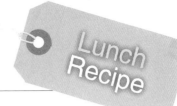

猪肉牛蒡饼

　　日本人非常喜欢吃牛蒡，因为牛蒡具有抗老化的功效，经常吃可以常葆青春哦！这道料理在烹饪时，要先盖上锅盖焖煎，然后打开锅盖翻面再煎，最后再盖上锅盖焖煎，直到煎熟出锅。时间的把握是其技巧所在。

EGG

LOTUS ROOT

原料 (2人份)

牛蒡1/2个、猪肉馅120克、鸡蛋1个、生姜1/2片、精盐及胡椒粉少许、淀粉2大勺、橄榄油1大勺。

酱汁：蒜1瓣、料酒2大勺、酱油2大勺、白糖1大勺。

GARLIC

做法

1. 牛蒡切丝放入盐水中浸泡10分钟之后捞出。
2. 在碗里放入牛蒡丝、猪肉馅、鸡蛋、生姜末、精盐、胡椒粉、淀粉混合均匀。
3. 在烧热的平底锅中放入橄榄油之后，放入2，以小火煎。
4. 半成熟的时候，放入酱汁继续煎至两面焦黄即可。

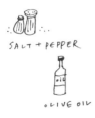
SALT + PEPPER

OLIVE OIL

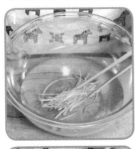
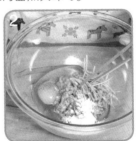
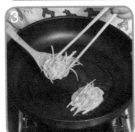
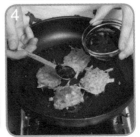

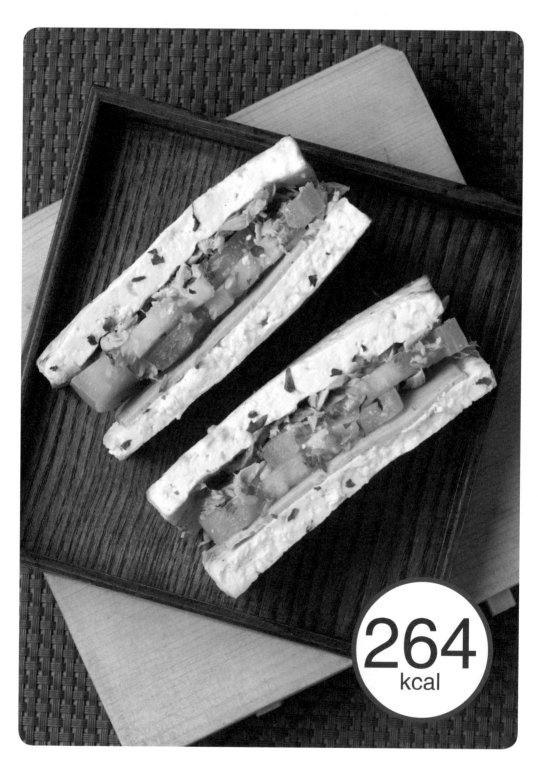

264
kcal

MEAT

豆腐三明治

　　豆腐有很多优点，苗条女孩最关注的应该是它可以预防便秘，因为豆腐含有丰富的寡糖。另外，豆腐中还含有类似女性荷尔蒙雌激素的异黄酮，所以豆腐是很好的食物。

原料（3人份）

豆腐1块、面粉2大勺、西红柿1个、火腿3片、金枪鱼罐头2大勺、香芹粉少许、大蒜1瓣、橄榄油1大勺、精盐、花椒粉少许。

GARLIC

HERB

做法

1. 豆腐切成1.5厘米厚度，两面涂抹面粉。准备好火腿片和西红柿。金枪鱼去除油分之后，在上面撒上精盐和胡椒粉备用。

2. 在烧热的平底锅中放入橄榄油，然后放入大蒜炒出蒜香味。

3. 接着把豆腐放入平底锅中，煎至两面焦黄即可出锅。

4. 豆腐上面依次放上火腿片、西红柿、金枪鱼，再放上豆腐制成三明治，最后撒上香芹粉。

TOMATO

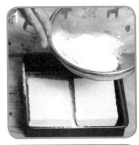

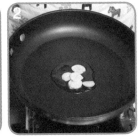

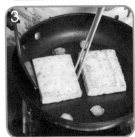

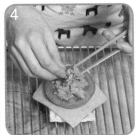

SALT + PEPPER

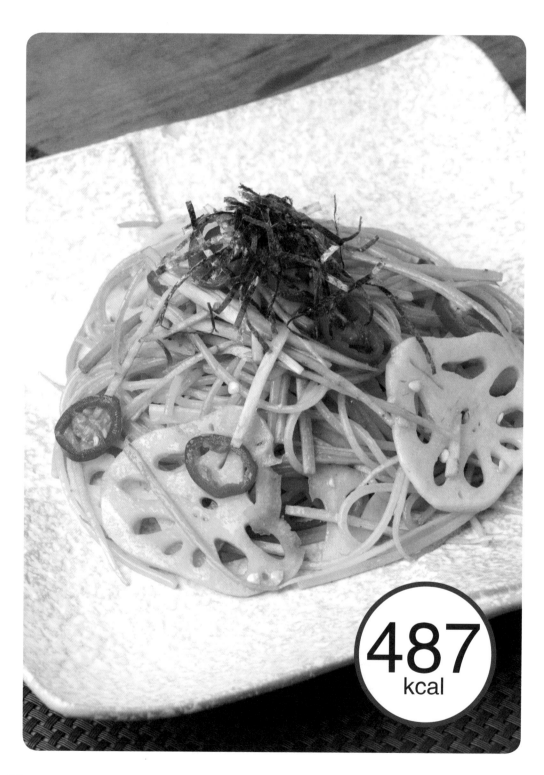

487
kcal

LOTUS ROOT

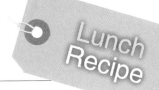

Lunch
Recipe

牛蒡意大利面

这道料理让你想吃意大利面时，自己在家就能简单完成。料理中特别使用了可消除体内毒素的牛蒡，既好吃又健康。如果平时不进行排毒的话，身体里就会积累大量毒素，不但会阻碍脂肪代谢，还会使皮肤变得粗糙，因此要多加注意。

HERB

OLIVE OIL

原料 (1人份)

意大利面50克、牛蒡50克、藕10克、橄榄油1.5大勺、干紫菜少许。
酱汁：料酒2大勺、白糖1大勺、酱油2大勺、精盐1小勺。

做法

1. 意大利面煮成九成熟之后，放入筛子里沥干水分（酱汁事先调配好）。
2. 牛蒡去皮切成丝，藕去皮切成薄片。在平底锅中放入橄榄油之后，放入牛蒡丝和藕片翻炒。
3. 牛蒡丝和藕片炒熟之后，放入红辣椒片和1的意大利面，以及事先调配好的酱汁，再炒一会儿之后装盘。最后把干紫菜切成细丝，放到上面就制作完成了。

PEPPER

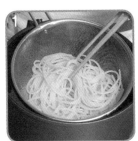
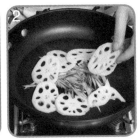
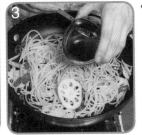

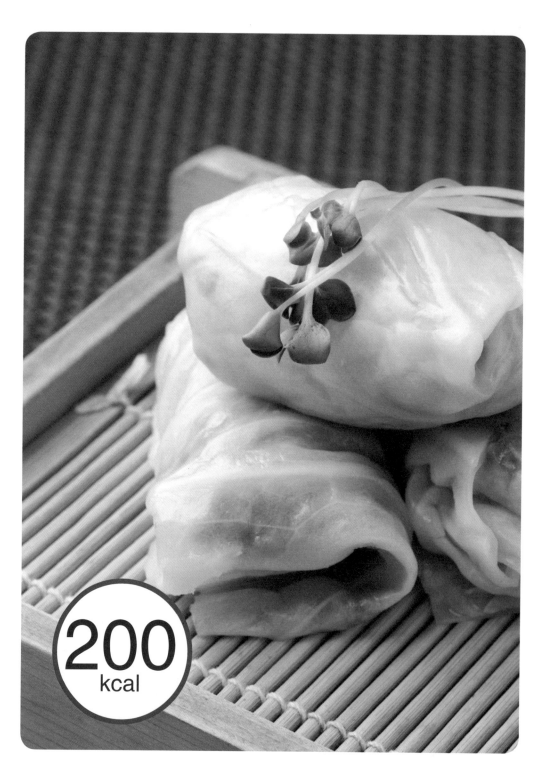

200 kcal

MEAT

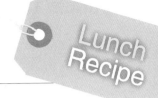

Lunch Recipe

大头菜包牛肉

　　这道料理选用的食材是比米纸热量还低的大头菜。大头菜的钾可以排除堆积在体内的钠。而且，大头菜中富含维生素，有助于治疗青春痘。这是一道值得推荐的料理。

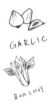

GARLIC

BOK CHOY

原料 (1人份)

大头菜2片、牛肉馅100克、酱油1大勺、洋葱1/3个、胡萝卜1/4个、精盐、胡椒粉少许、大蒜1瓣、萝卜苗少许。

做法

1. 将大头菜放入蒸锅中蒸制4分钟。
2. 在牛肉馅中放入蒜泥和酱油混合均匀。
3. 将洋葱和胡萝卜切成细末。
4. 将牛肉馅放入平底锅中翻炒，锅中不放油，以小火炒熟。
5. 待锅中牛肉变色后，放入洋葱和胡萝卜，继续翻炒4~5分钟。然后放入精盐和胡椒粉调味之后，用1的大头菜包起来。最后在上面放上萝卜苗就完成了。

CABBAGE

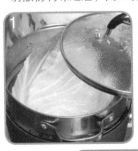
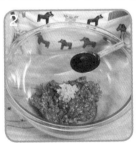
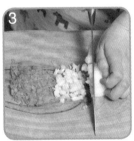

ONION

SALT + PEPPER

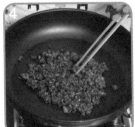
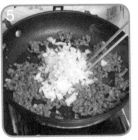

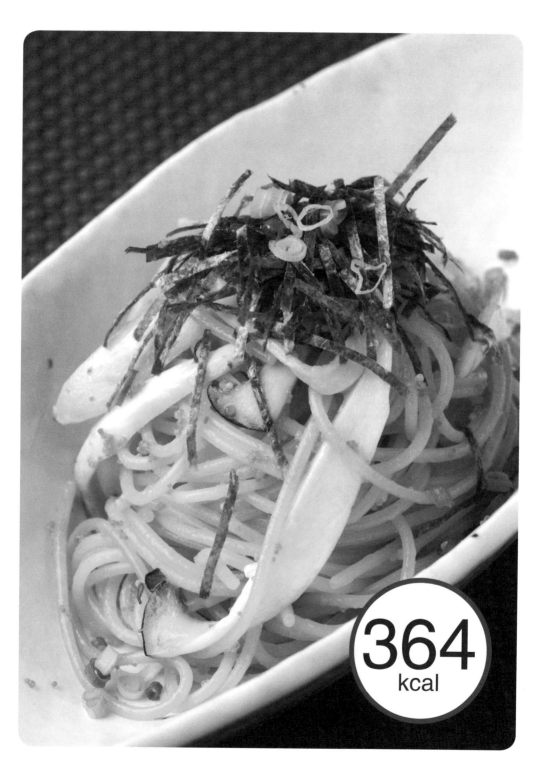

364
kcal

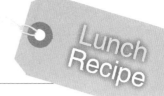

飞鱼子意大利面

飞鱼子富含蛋白质、钙和矿物质，有助于消除疲劳和消除压力。这是一道高蛋白质、低热量的美食，吃的时候加一点紫菜和葱花味道更佳！

原料（2人份）

意大利面50克、橄榄油1大勺、杏鲍菇30克、酱油1大勺、飞鱼子1大勺、紫菜少许、细葱少许。

做法

1. 将意大利面煮至九成熟。
2. 在平底锅中放入橄榄油，将杏鲍菇切成粗条放入锅中翻炒。
3. 在酱油中放飞鱼子。
4. 将1和3倒入2中，加热2～3分钟之后出锅装盘，最后在上面放上紫菜和葱花就制作完成了。

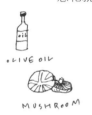

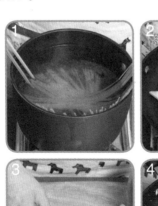

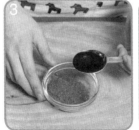

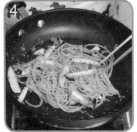

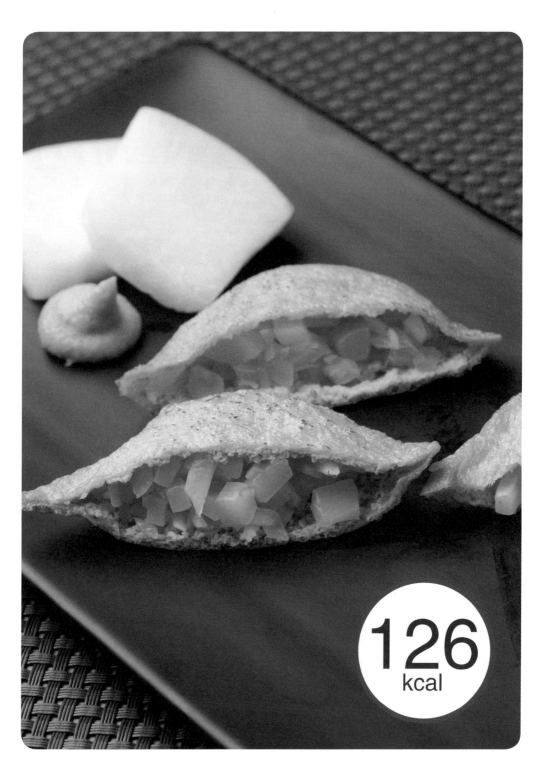

126
kcal

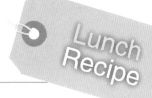

油豆皮魔芋寿司

这是一道用魔芋代替米饭的减肥寿司。魔芋的热量低有助于减肥，其所含神经酰胺比大米多7~8倍，如果人体缺乏神经酰胺，皮肤就会出现皱纹和雀斑等老化现象，魔芋可以预防这些问题。

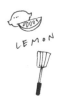

原料（2人份）

调味油豆皮8张、洋葱1/2个、胡萝卜1/4个、魔芋100克、芥末少许。

做法

1. 将洋葱和胡萝卜切成细末。
2. 将魔芋切成长条之后，也切成小块。
3. 将1和2搅拌均匀，放入油豆皮中。
4. 放入烤箱烤制3分钟左右即可。

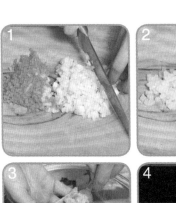
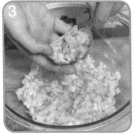
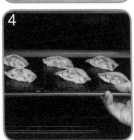

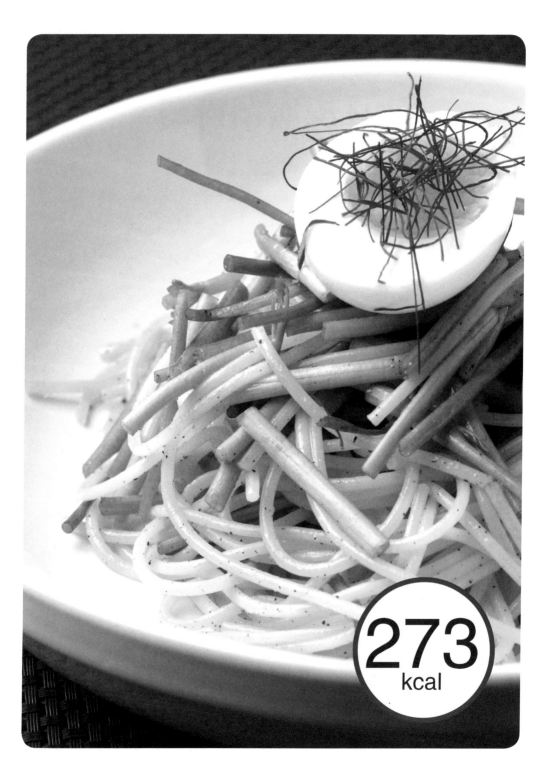

273 kcal

PEPPER

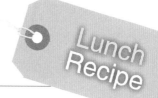
水芹菜意大利面

水芹菜富含膳食纤维和维生素C，而且水分含量也高，有助于防止便秘。食用水芹菜，还产生防止老化的荷尔蒙——胶原蛋白，能消除皮肤的皱纹和斑点。

HERB

原料 (1人份)
意大利面50克、水芹菜1/3把、精盐及胡椒粉少许、煮鸡蛋1个。

做法
1. 先将意大利面放入开水中煮熟。
2. 将水芹菜切成3厘米长装盘。意大利面放入筛子里沥干水分之后，放到水芹菜上。
3. 然后放入精盐和胡椒粉搅拌均匀。最后放上煮鸡蛋就制作完成了。

EGG

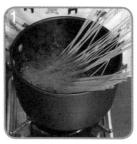

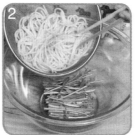

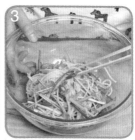

BOKCHOY

SALT + PEPPER

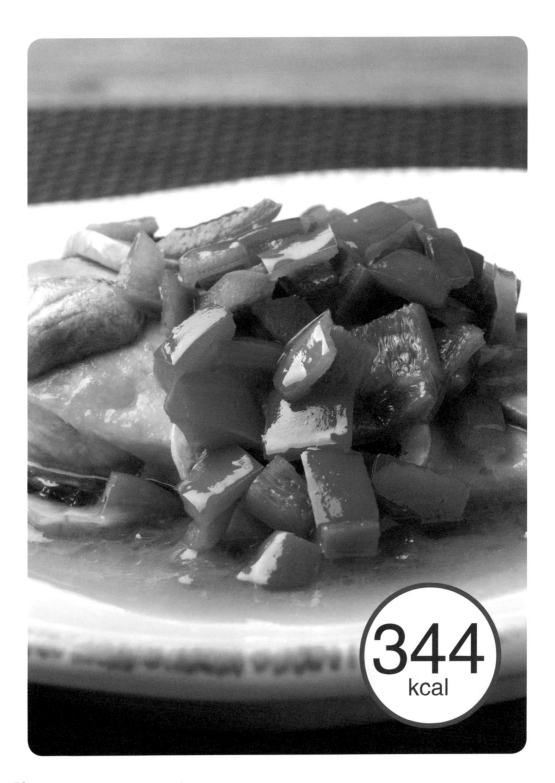

344
kcal

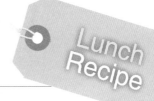

橙汁烤鸡排

柿子椒中富含β-胡萝卜素，对肌肤有益。同时，还富含维生素C，有助于预防雀斑。如果对苦味比较敏感，可用刀把柿子椒的最上层挖干净，以减少柿子椒特有的苦味。

原料 (1人份)

鸡胸肉100克、精盐及胡椒粉少许、橙子1/2个、橄榄油1大勺、双孢菇2个、酱油1大勺。

做法

1. 在鸡胸肉上面撒上精盐和胡椒粉，然后把橙子的汁挤到鸡胸肉上面。在挤橙子的时候，掉落的果肉可以一起煮。
2. 在烧热的平底锅中放入橄榄油加热，放入1。
3. 将双孢菇和柿子椒切成适当的大小。
4. 待鸡胸肉熟到一定程度之后，放入3一起翻炒。
5. 在4中放入酱油继续加热3~4分钟就完成了。

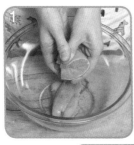
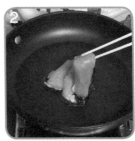
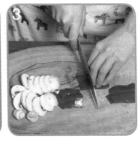

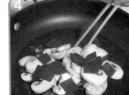
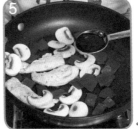

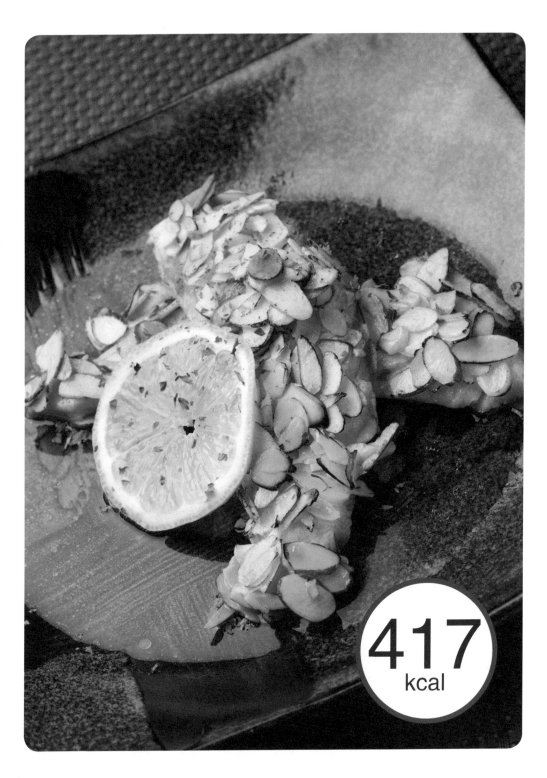

417
kcal

ALMOND

LEMON

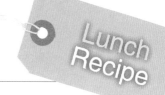
杏仁烤三文鱼

三文鱼富含胶原蛋白，可保护皮肤。虽然每个人的口味不同，但我认为三文鱼烤着吃太油腻，所以我制作了这道菜，加了奶油之后，增添了香味和营养。在食用的时候，撒上香芹粉也不错哦。

EGG

原料 (1人份)

三文鱼200克、面粉2大勺、精盐及胡椒粉少许、杏仁片2杯、橄榄油3大勺、香芹粉少许、柠檬1/4个、奶油10克。

裹粉：面粉2大勺、蛋清1个、清水2大勺、精盐及胡椒粉少许。

做法

1. 将三文鱼撒上精盐和胡椒粉之后，蘸些面粉。
2. 然后蘸上裹粉之后，在三文鱼的表面粘满杏仁片。
3. 在放入橄榄油的平底锅中，放入三文鱼以小火煎。
4. 将煎好的三文鱼装盘，平底锅用厨房用纸擦干净。然后放入奶油、柠檬汁稍微加热一会儿，放入精盐和胡椒粉调味之后，浇到三文鱼上面。最后再撒上香芹粉即可。

HERB

MACKEREL

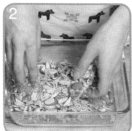
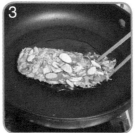
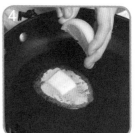

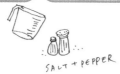
SALT + PEPPER

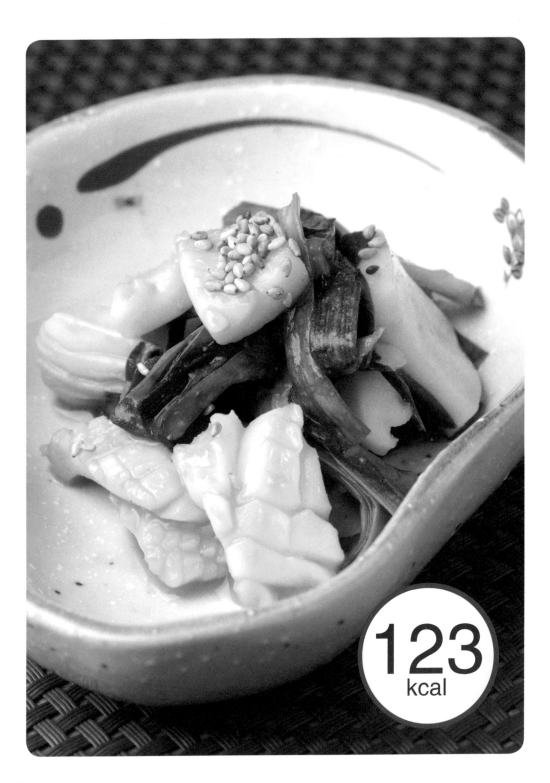

123
kcal

APPLEMINT

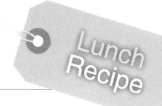
味噌拌鱿鱼

韭菜具有促进血液循环，清洁血液的功效，所以有助于肌肤美容。这道料理除了搭配营养丰富的蔬菜之外，还可享受咀嚼鱿鱼的口感，也可与低热量的魔芋一起食用。

SQUID

BOK CHOY

原料（2人份）

鱿鱼200克、韭菜100克、白芝麻少许。

味噌醋酱：味噌1大勺、酱油1/2小勺、海带高汤1大勺、白糖1/2大勺、香醋1大勺。

做法

1. 将韭菜用凉水清洗干净之后，切成3厘米长，放入开水中焯片刻。
2. 鱿鱼去皮之后，切成方便入口的大小（约1厘米），放入刚刚焯韭菜的开水中，焯1分钟。
3. 接着放入味噌醋酱，拌匀，撒上白芝麻即可。

SALT + PEPPER

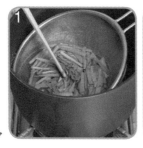

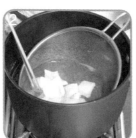

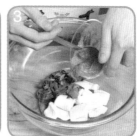

PEPPER

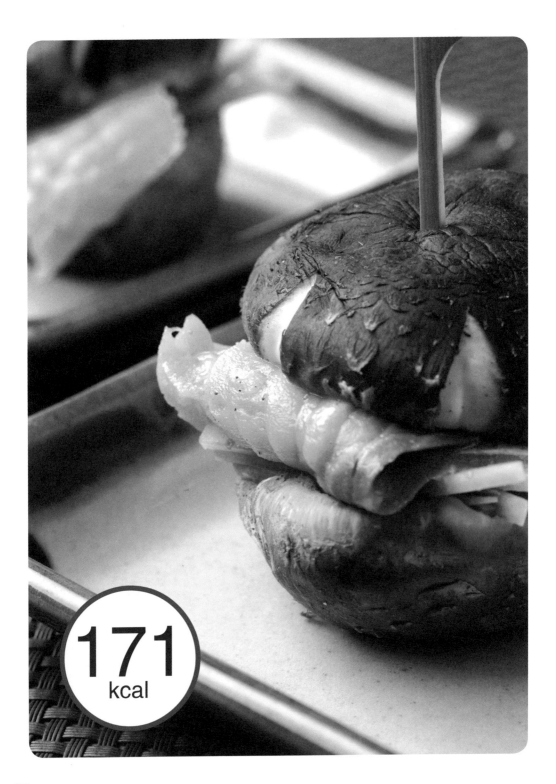

171
kcal

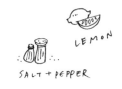
LEMON

SALT + PEPPER

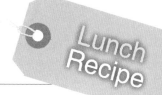
Lunch
Recipe

三文鱼迷你汉堡

据说，巨星麦当娜为了肌肤健康，每天都吃三文鱼。还有传闻说连续三天吃三文鱼，可消除黑眼圈。这就表明三文鱼有助于消除黑眼圈是吧？这道料理用香菇代替了面包，从而减少碳水化合物的摄取量。

OLIVE OIL

MUSHROOM

原料（2人份）

香菇6个、熏制三文鱼150克、黄瓜1/4个、橄榄油1/2勺、胡椒粉少许、柠檬汁1大勺。

做法

1. 将熏制三文鱼和黄瓜切成丝后放到碗里。
2. 在1中放入橄榄油和胡椒粉、柠檬汁，并轻轻拌匀。
3. 将香菇去蒂后用保鲜膜包裹，放入微波炉中加热1分钟。然后在两个香菇头之间放入2，三文鱼迷你汉堡就制作完成了。

MACKEREL

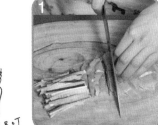

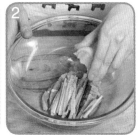

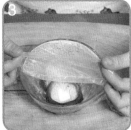

CARROT

HERB

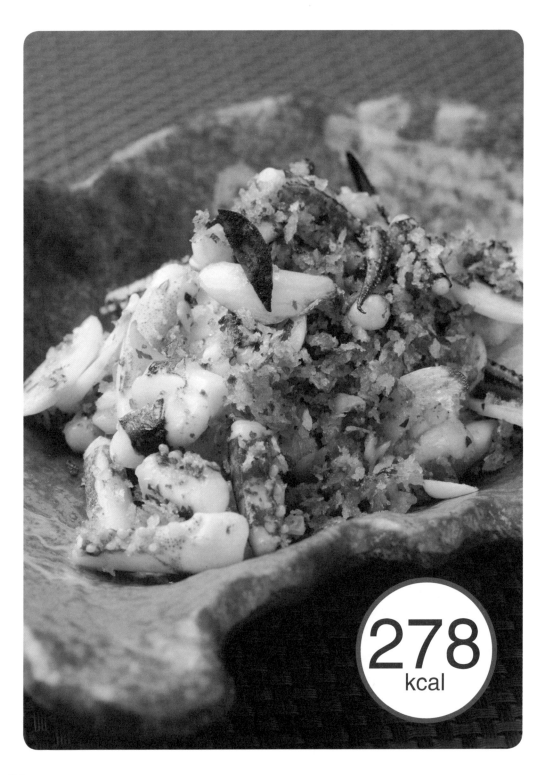

278
kcal

SQUID

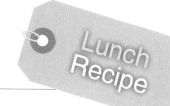
Lunch Recipe

蒜香鱿鱼

鱿鱼中蛋白质含量占19.5%，而且低脂肪、低热量。尤其富含氨基酸和维生素B_6，可以使皮肤柔嫩。在食用前，浇上柠檬汁味道更佳。

原料 (2人份)

HERB

GARLIC

鱿鱼1条、橄榄油1大勺、大蒜1瓣、柠檬1/4个。
香料：精盐及胡椒粉少许、面包屑4大勺、香芹粉1大勺。

做法

1. 将鱿鱼身切开，然后在内侧切"×"形状的花刀后再去皮，切成1.5厘米的四方形。
2. 在平底锅中放入橄榄油之后，放入鱿鱼以大火炒熟，然后放入蒜片大火炒熟。
3. 炒出蒜香味之后，加入事先备好的香料，以小火加热1分钟左右即可。食用前，在上面浇上柠檬汁。

LEMON

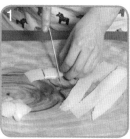
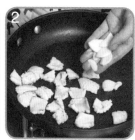
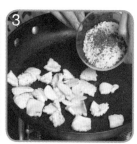

SALT + PEPPER

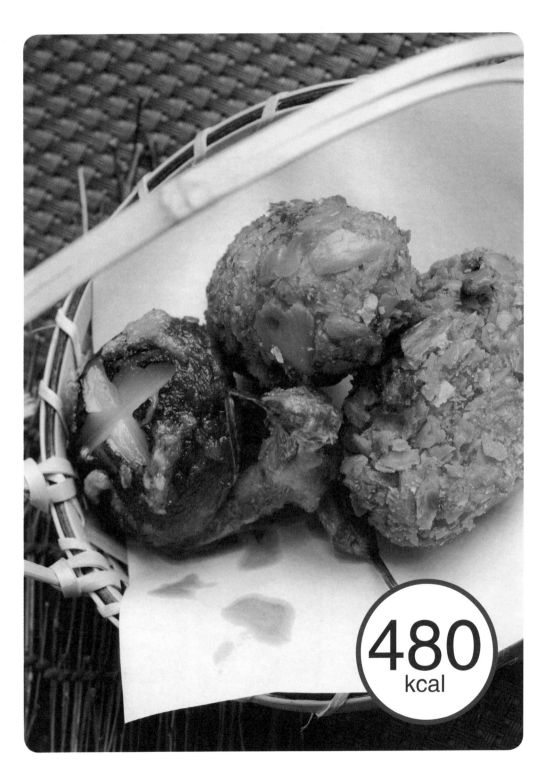

480
kcal

MILK

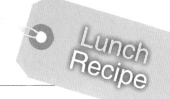

油炸南瓜丸子

　　油炸丸子的热量非常高。不过，这里介绍的油炸南瓜丸子使用的是低热量的薄脆饼干（cracker）。南瓜中的果胶成分还可以消除水肿。

原料（2人份）

南瓜1/2个、鸡胸肉100克、面粉1杯、鸡蛋1个、薄脆饼干150克、精盐和胡椒粉少许、牛奶2大勺、食用油适量。

EGG

HERB

做法

1. 将南瓜清洗干净之后，放入蒸锅中蒸制20分钟。

2. 将1放入碗里捣碎（趁热的时候捣成泥）。

3. 鸡胸肉煮熟之后，顺着纹理用手撕成细丝，放入2中。

4. 在3中放入精盐、胡椒粉调味，倒入牛奶搅拌均匀之后，用手捏成一口大小的丸子。

5. 将4依次蘸上面粉、蛋液，还有弄碎的薄脆饼干屑之后，放入150℃的油锅中油炸。炸至金黄色捞出即可。

CHICKEN

OLIVE OIL

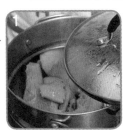
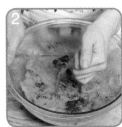
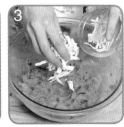

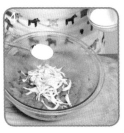
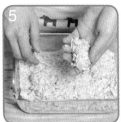

SALT + PEPPER

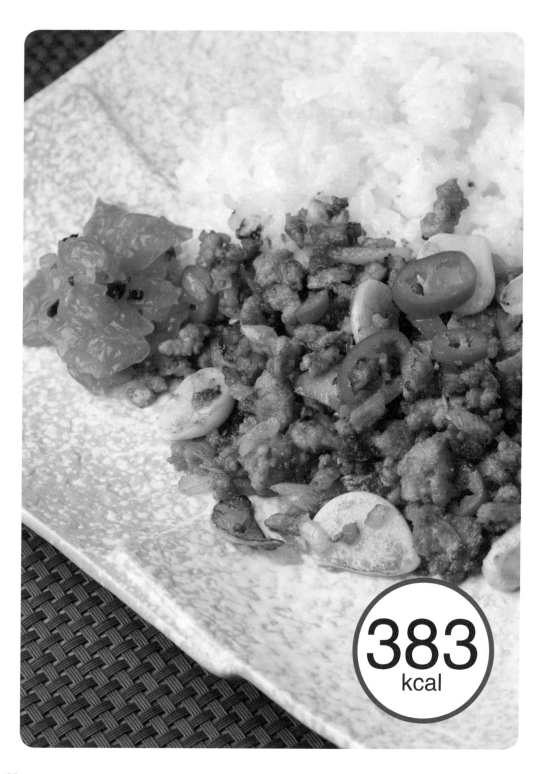

383
kcal

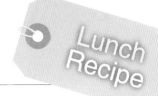

OLIVE OIL

干炒咖喱饭

干炒咖喱饭与普通的咖喱饭不同之处就是没有汤汁。咖喱中含有辣椒素，可促进脂肪分解。根据个人的口味，还可以搭配藠头或沙拉一起食用。这道料理用的饭是以相同比例的大米和魔芋混合煮成的。

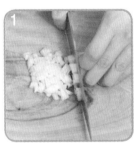
PEPPER

GARLIC

原料（2人份）

猪肉末110克、洋葱1/3个、橄榄油2大勺、大蒜及生姜各1瓣、咖喱粉2大勺、料酒4大勺、红辣椒1个、魔芋饭150克。

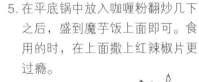
GARLIC

做法

1. 将洋葱切成块。
2. 在平底锅中放入橄榄油之后，放入蒜片和姜片翻炒，待炒出蒜香味之后，放入1炒至洋葱变透明为止。
3. 接着放入猪肉末一起翻炒。
4. 待猪肉炒熟之后，放入料酒去腥味。

5. 在平底锅中放入咖喱粉翻炒几下之后，盛到魔芋饭上面即可。食用的时，在上面撒上红辣椒片更过瘾。

APPLEMINT

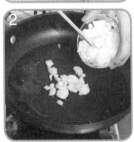
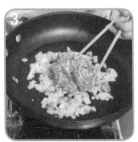

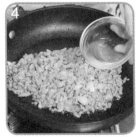
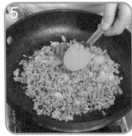

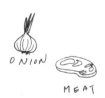
ONION

MEAT

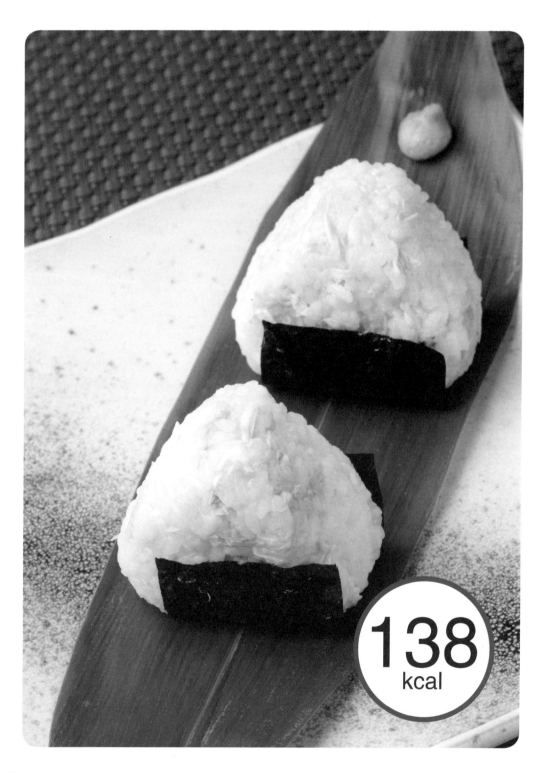

RICE

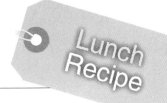
鸡胸肉饭团

鸡胸肉是鸡肉中脂肪含量最少，蛋白质含量最高的部位。鸡胸肉作为高蛋白、低脂肪、低热量、低胆固醇食品，是减肥热门食品。醋和米饭混合时一定要搅拌均匀。

CHICKEN

原料 (2人份)

鸡胸肉20克、米饭120克、干紫菜少许。

饭团醋：食醋1大勺、白糖1大勺、料酒1大勺。

做法

1. 将鸡胸肉放入开水中煮熟之后，用手撕成细丝备用。
2. 将食醋、白糖、料酒以1:1:1的比例混合后放入锅中煮沸。
3. 在米饭里放入适当量的2搅拌均匀。
4. 在3中放入1搅拌均匀。
5. 米饭用手捏成小饭团形状之后，再用紫菜包裹就制作完成了。

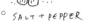
SALT + PEPPER

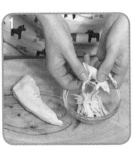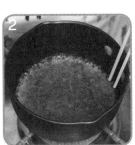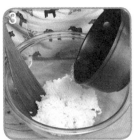

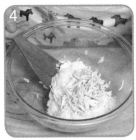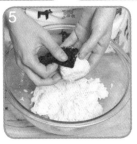

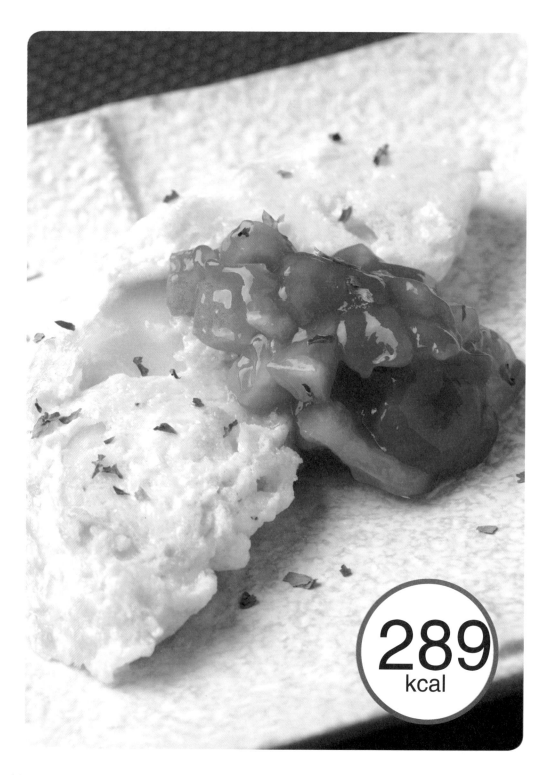

289
kcal

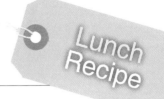

年糕蛋卷

年糕在使用前用凉水浸泡30分钟。如果早上时间匆忙，也可在前一晚泡好。

原料（2人份）

鸡蛋2个、橄榄油1大勺、年糕20片、西红柿半个、番茄酱少许。
酱汁：料酒1大勺、酱油2小勺、白糖2小勺。

做法

1. 将泡发好的年糕片放入干锅中煎。
2. 待年糕变黄之后，在鸡蛋中放入酱汁搅拌匀，再一同倒入平底锅中。
3. 煎好之后装盘，上面放上西红柿丁，淋上番茄酱即可。

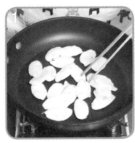 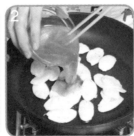 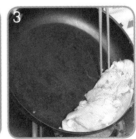

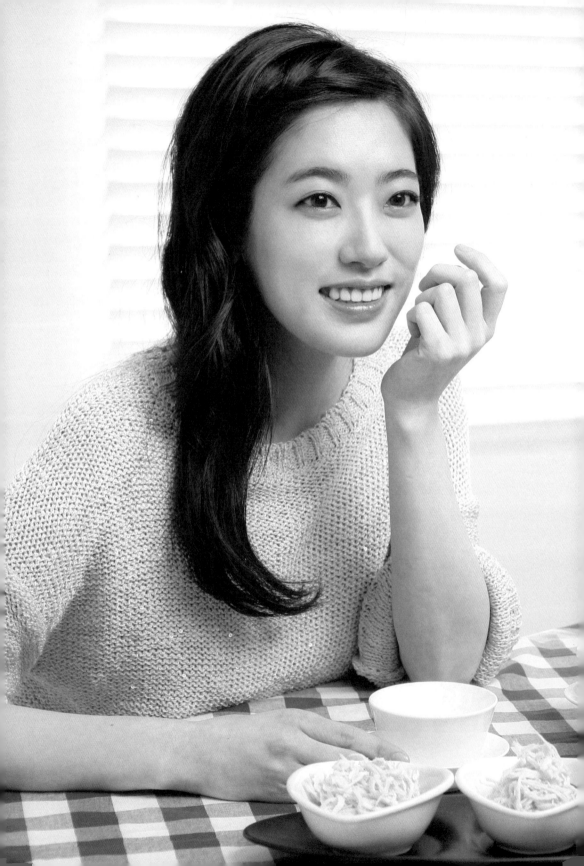

Skinny-girl's Recipe

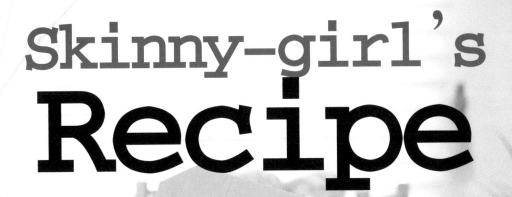

第四章

苗条女孩的低GI美味晚餐

○○○○

我们的身体根据生物节律，到了晚上会减少能量的消耗，把剩余的能量储存在体内。因此，晚餐最好食用低脂肪、富含纤维和蛋白质、让人产生饱腹感的食物。例如摄取GI值低的海藻类和蔬菜等食物为宜。因此，我特意选用富含膳食纤维丰富且不容易发胖的食材设计晚餐食谱。

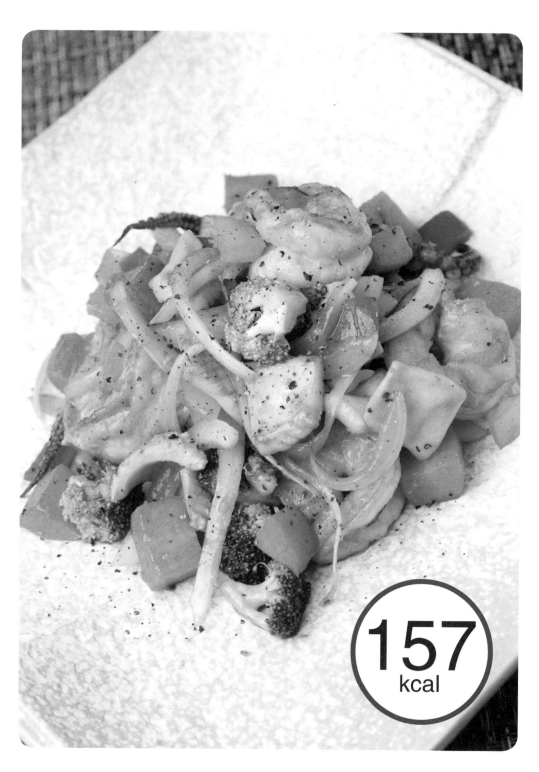

157 kcal

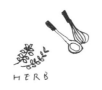
HERB

Dinner
Recipe

蔬菜炒海鲜

高蛋白食品鱿鱼中含有牛磺酸成分，有助于降低胆固醇和消除疲劳。非常适合肥胖人群和成人病患者食用。如果选用冷冻什锦海鲜产品，就可以大大节省烹饪时间。

OLIVE OIL
ONION

SQUID
SHRIMP

原料（3人份）

虾80克、鱿鱼30克（或者是冷冻什锦海鲜）、西兰花120克、洋葱1/3个、柿子椒1/2个、胡萝卜1/4个、橄榄油2大勺、蚝油1大勺、精盐及胡椒粉少许。

做法

1. 将洋葱、胡萝卜、西兰花、柿子椒切成适当的大小。
2. 将虾和鱿鱼清洗干净之后，在表面切花刀，然后切成方便入口的大小。在平底锅中放入橄榄油之后，放入虾和鱿鱼翻炒。
3. 待虾变色之后，放入1一起翻炒。
4. 淋上蚝油，用精盐和胡椒粉调味就制作完成了。

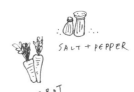
SALT + PEPPER
CARROT

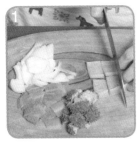
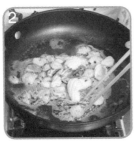
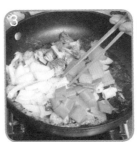
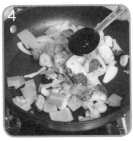

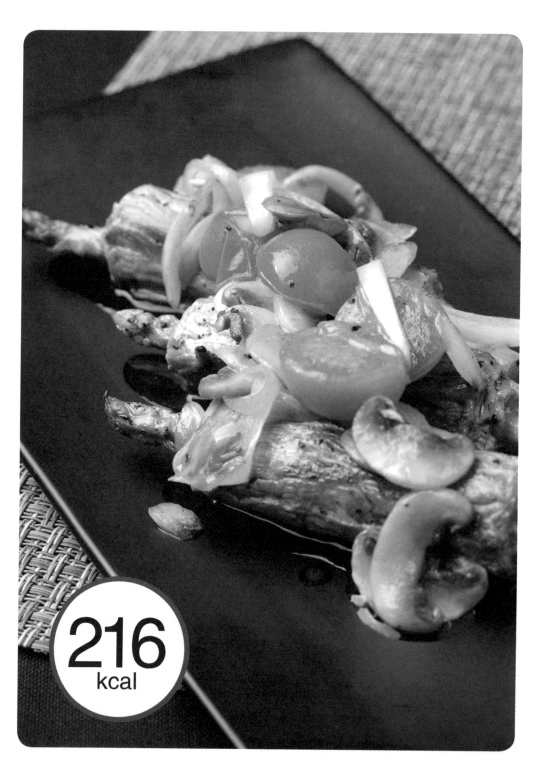

216
kcal

98

TOMATO

Dinner Recipe

西红柿牛肉卷

牛肉富含优质蛋白质。一天只要摄取90克牛肉，人体就可以获得蛋白质、锌、维生素B12、硒等营养素。不过，牛肉中维生素含量很少，最好与蔬菜一起食用。芦笋具有祛热、促进新陈代谢、恢复体力的功效。

ONION

CARROT

原料 (1人份)

牛肉片3片（75克）、小西红柿4个、洋葱1/4个、双孢菇1个、芦笋3个、胡萝卜20克、精盐及胡椒粉少许、橄榄油1/2大勺、香芹粉少许。

做法

1. 将小西红柿、洋葱、双孢菇切成适当的大小。

2. 在牛肉片上撒上精盐和胡椒粉之后，放上芦笋卷成卷。

3. 在平底锅中放入橄榄油之后，放入2烤至焦黄。

4. 烤熟之后，放入1，再放入精盐和胡椒粉调味。最后以小火煎3分钟后，撒上香芹粉就制作完成了。

MEAT

MUSHROOM

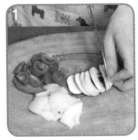

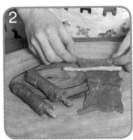

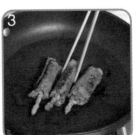

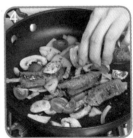

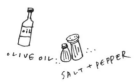

OLIVE OIL

SALT + PEPPER

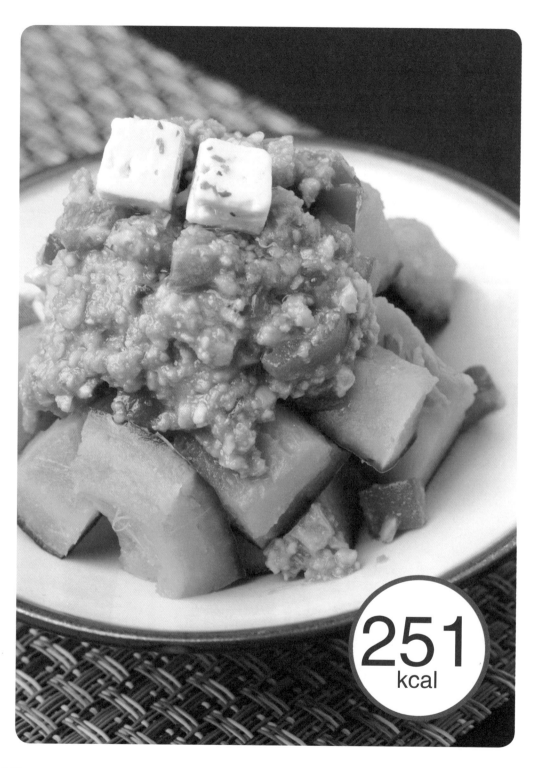

251
kcal

Dinner Recipe

花生酱蒸南瓜

花生中含有的维生素E对防止老化以及肌肤美容很有效。不过，花生的脂肪含量高，热量也高，每天摄取适当量（25克）为宜。

CHEESE

原料（2人份）
花生50克、酱油1大勺、南瓜1/2个、红柿子椒1/3个、羊奶酪（fata）2块。

做法
1. 在搅拌机中放入酱油和花生磨成糊状。
2. 将南瓜带皮放入蒸锅中蒸制20分钟之后，切成适当的大小。
3. 红柿子椒切开之后，轻轻刮掉内侧椒肉。
4. 将红柿子椒切碎后，放入1中拌匀，轻轻地浇到2上面，然后放上羊奶酪一起食用。

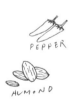
PEPPER

ALMOND

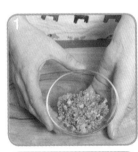

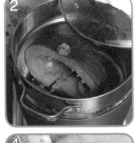

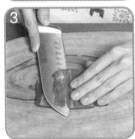

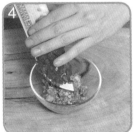

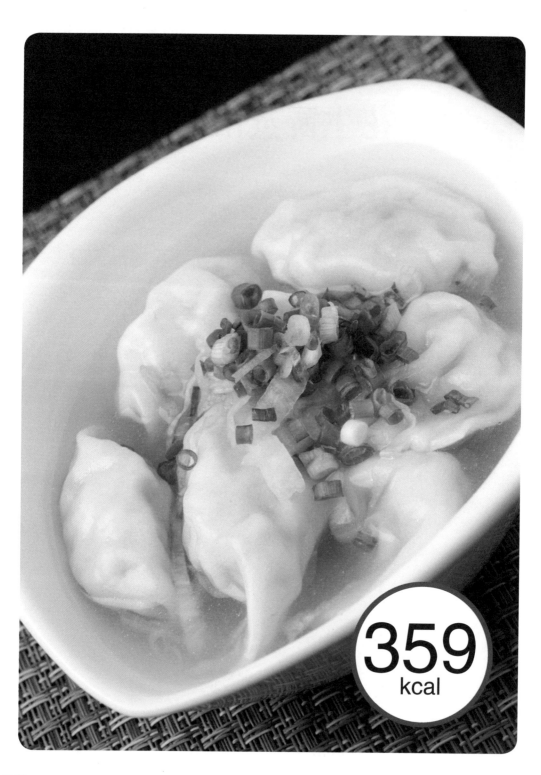

359
kcal

SHRIMP

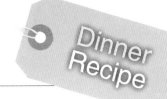
鲜虾水饺

　　每100克虾中含钙量达250毫克，虾的维生素B_1和维生素B_2的含量也很高。前面提及过虾的胆固醇，100克虾中含有123毫克胆固醇。虽然比鱼贝类的胆固醇高，但与鸡蛋（630毫克）相比也不算高。

原料（1人份）

虾50克、生姜片少许、大葱2厘米、香油1小勺、饺子皮5张、生菜2片、清水1杯、浓缩鸡汤块1个、料酒1小勺、葱花1大勺、精盐少许。

做法

1. 将虾清洗干净之后切成末，与葱末、精盐、姜末、香油搅拌均匀。
2. 在饺子皮中放入1包成饺子。
3. 将2放入开水中煮3～4分钟之后捞出备用。
4. 将生菜和大葱切成便于入口的大小。
5. 在锅中放入料酒、精盐、浓缩鸡汤块煮开之后，放入生菜和大葱、水饺煮2分钟即可。

GARLIC

CHICKEN

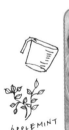

APPLEMINT

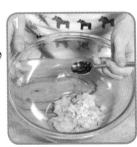

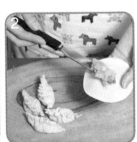

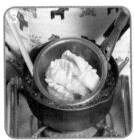

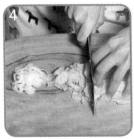

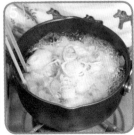

SALT + PEPPER

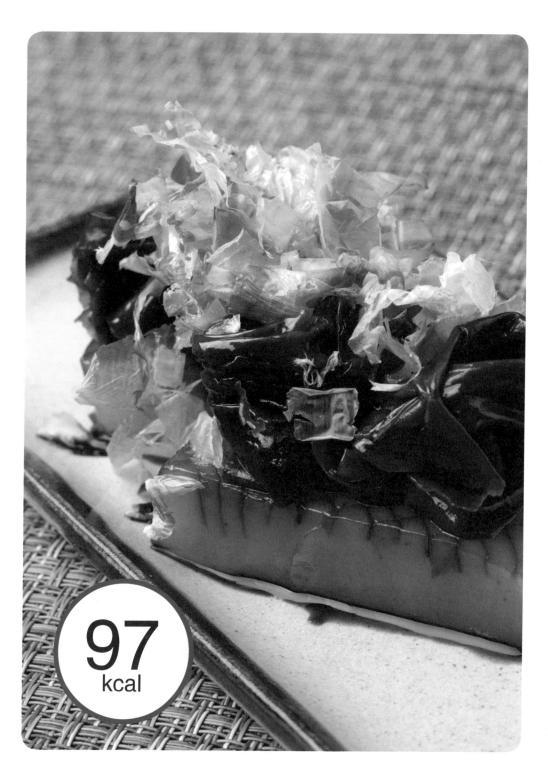

97
kcal

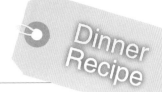

香醋魔芋沙拉

海带中含有多种矿物质、维生素和水溶性膳食纤维（藻酸），藻酸可以清除体内污染物，阻止胆固醇的吸收。海带富含碘，所以常吃海带，可以防止放射性碘在人体内的积累。

原料（2人份）

魔芋120克、海带30克、香醋3大勺、鲣鱼干少许、橄榄油1大勺。

OLIVE OIL

CABBAGE

做法

1. 在开水中放入魔芋和海带焯30秒。
2. 在魔芋表面切"×"形状的花刀，使之容易入味。
3. 在锅里放入香醋以大火加热10秒之后倒入盘子里。
4. 魔芋和海带装盘之后，淋上橄榄油。最后放上鲣鱼干就制作完成了。

CARROT

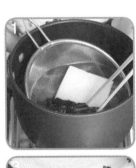
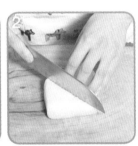
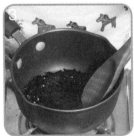
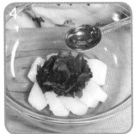

SALT + PEPPER

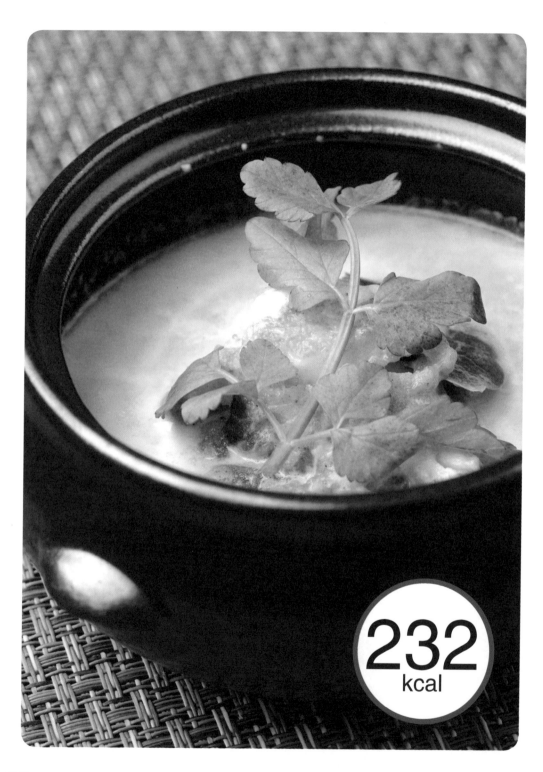

232
kcal

CHEESE

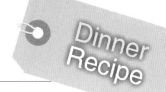

奶油咖喱鱼

　　白肉鱼的肉鲜嫩，容易消化，想成为苗条女孩，就要多吃白肉鱼。每100克白肉鱼中只有96～104卡的热量（约为红肉鱼的一半）。烹饪时不用放油，只要一点酱汁调味，就可以成为一道很好的减肥食品。

MILK

原料（2人份）

白色肉质的鱼100克、精盐及胡椒粉少许、面粉3大勺、咖喱粉1大勺、奶油1大勺、牛奶3/4杯、月桂叶1片、水芹菜少许。

做法

1. 将白肉鱼撒上精盐和胡椒粉调味，并在鱼肉的前后两面均匀地撒上面粉和咖喱粉。
2. 将奶油放入平底锅中加热融化之后，放入1煎熟。
3. 鱼肉煎至焦黄之后，加入牛奶、月桂叶，以小火煮2～3分钟之后出锅。最后在上面放上水芹菜就完成了。

MACKEREL

HERB

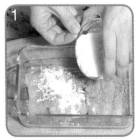
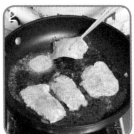
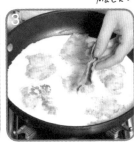

APPLEMINT

SALT + PEPPER

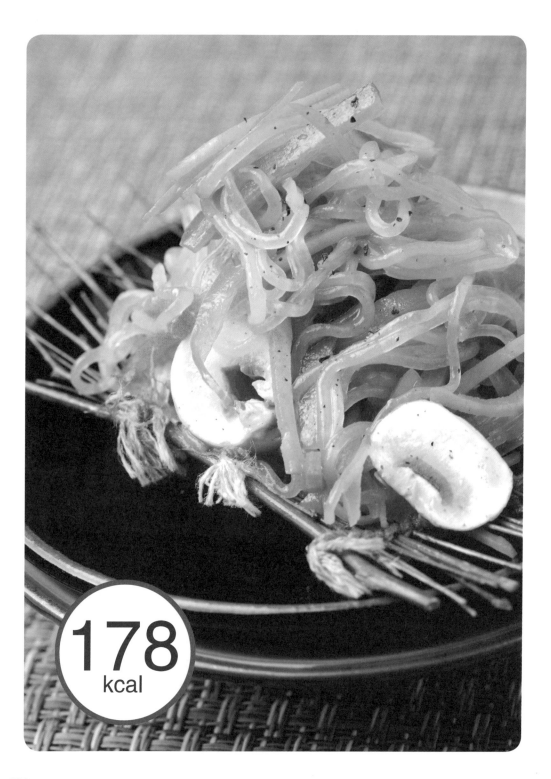

178
kcal

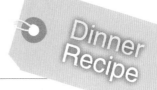

MUSHROOM

凉拌什锦魔芋

魔芋中富含钙。摄取充足的钙，有助于消除不安感，安定神经。而且，多吃魔芋，还可以使皮肤富有光泽。魔芋中还含有神经酰胺，它存在于皮肤的最外侧，起到阻止刺激的作用。皮肤若变得粗糙，应该就是神经酰胺摄取不足哦！

PAPRICA

ONION

原料 (1人份)

魔芋丝50克、洋葱1/4个、青椒1/2个、胡萝卜20克、杏鲍菇20克、香油1大勺。

酱汁：酱油1大勺、蚝油1小勺、精盐及胡椒粉少许。

做法

1.将魔芋丝放入开水中焯片刻。

2.将杏鲍菇、洋葱、青椒、胡萝卜切成条，放入平底锅中用香油翻炒。

3.在碗里放入1和2之后，倒入酱汁搅拌均匀就制作完成了。

CARROT

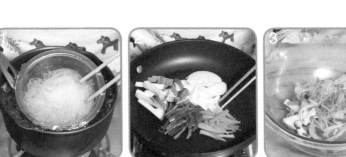

OLIVE OIL

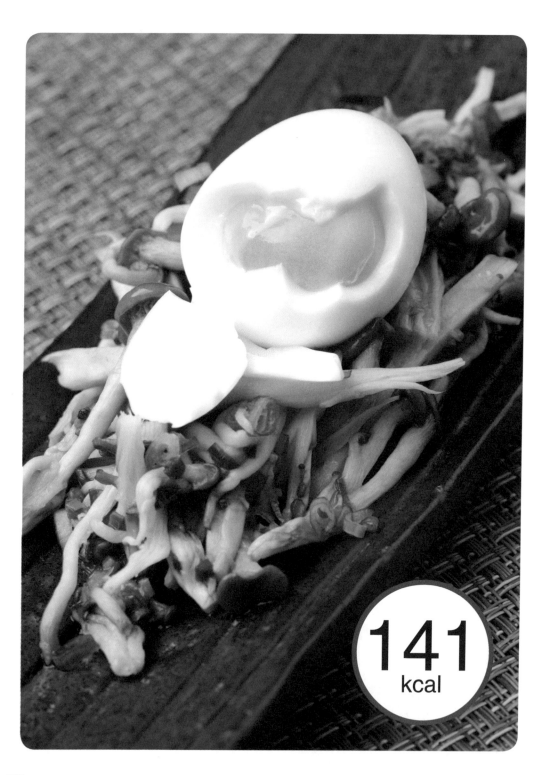

141
kcal

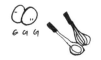

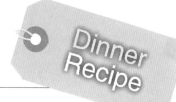
Dinner Recipe

蘑菇温泉蛋

这道料理中，水煮蛋的蛋白和蛋黄都是半熟状态。平菇中含有90%以上的水分，杏鲍菇具有很好的解毒作用，有助于防止老化。

APPLEMINT

原料 (1人份)
平菇30克、清水1/2量杯、鸡蛋1个、杏鲍菇10克、葱花少许。
酱汁：白糖1大勺、料酒1大勺、酱油1大勺。

做法
1. 将杏鲍菇切成0.5厘米的厚度，平菇用手撕成条状。
2. 在开水中放入鸡蛋煮7分钟。一定要遵守时间，才可以煮成半熟的鸡蛋。
3. 在平底锅中放入蘑菇，倒入白糖、料酒、酱油和水。加热煮熟后出锅装盘，在食用之前，将鸡蛋和蘑菇搅拌均匀，上面撒上葱花即可。

SHROOM

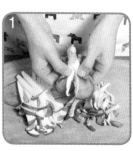
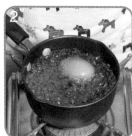
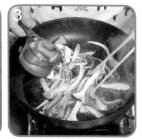

HERB

SALT + PEPPER

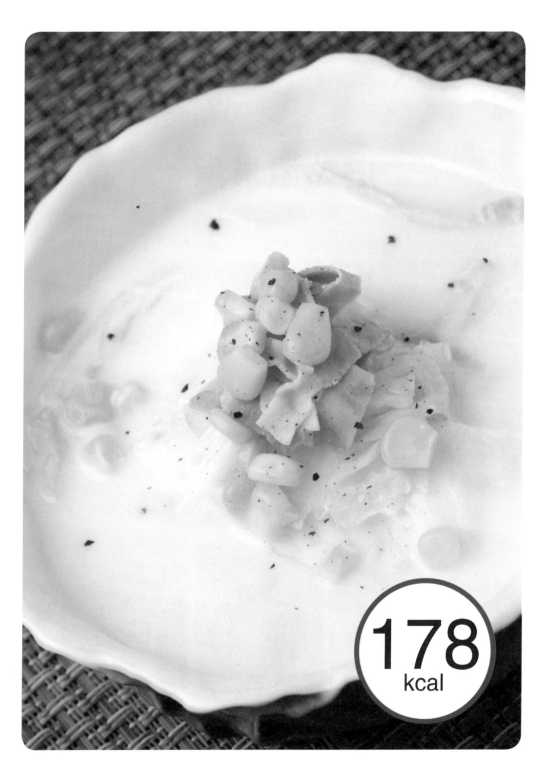

178 kcal

MILK

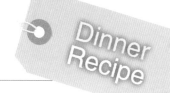

Dinner Recipe

白菜汤

白菜中含有多种维生素和矿物质,有助于改善肠胃功能,防止便秘。白菜梗用刀切,白菜叶子用手撕成适当大小即可。白菜叶容易熟,所以煮牛奶之前放入锅中即可。

原料 (1人份)

白菜2片、培根1片、浓缩鸡汤块1个、清水180毫升、牛奶100毫升、精盐及胡椒粉少许、玉米罐头2大勺。

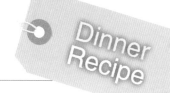

CHICKEN

CABBAGE

做法

1. 在开水中放入浓缩鸡汤块。
2. 将培根切成细条,白菜切成适当的大小。
3. 将培根和白菜放入1锅中煮10分钟。
4. 在3中倒入牛奶煮1分钟之后,放入精盐和胡椒粉调味就制作完成了。食用前放上玉米粒味道更佳。

SALT + PEPPER

MEAT

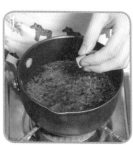

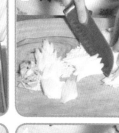

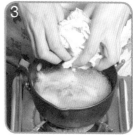

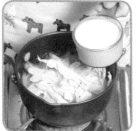

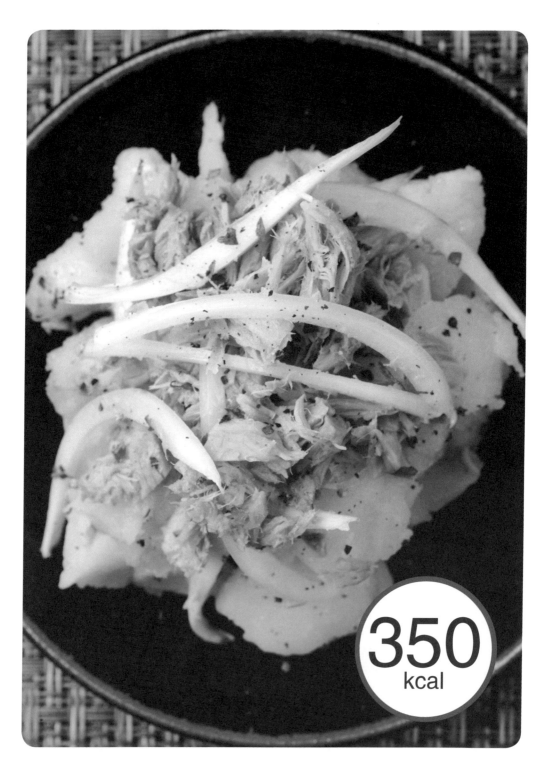

350
kcal

APPLEMINT

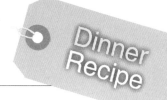

土豆金枪鱼沙拉

土豆中含有丰富的钾，可以排除积累在体内的盐分，还有助于消除水肿。食用土豆，肠道中可以形成有利于微生物生存的环境，从而保护肠道健康，这样皮肤也会变得富有弹性。

原料 (2人份)

土豆2个、金枪鱼罐头1盒、洋葱1/2个、香芹粉2大勺。
酱汁：橄榄油2大勺、香醋1大勺、精盐及胡椒粉少许。

SALT + PEPPER

MACKEREL

做法

1. 将土豆去皮之后放入蒸锅中蒸。
2. 去除金枪鱼罐头里的油分。
3. 将洋葱切片。
4. 将1、2、3装到碗里，撒上香芹粉搅拌均匀。
5. 将4的土豆捣碎之后，撒上事先调配好的酱汁即可。

POTATO

HERB

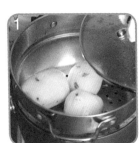

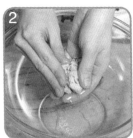

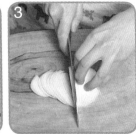

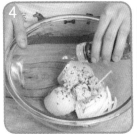

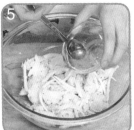

ONION

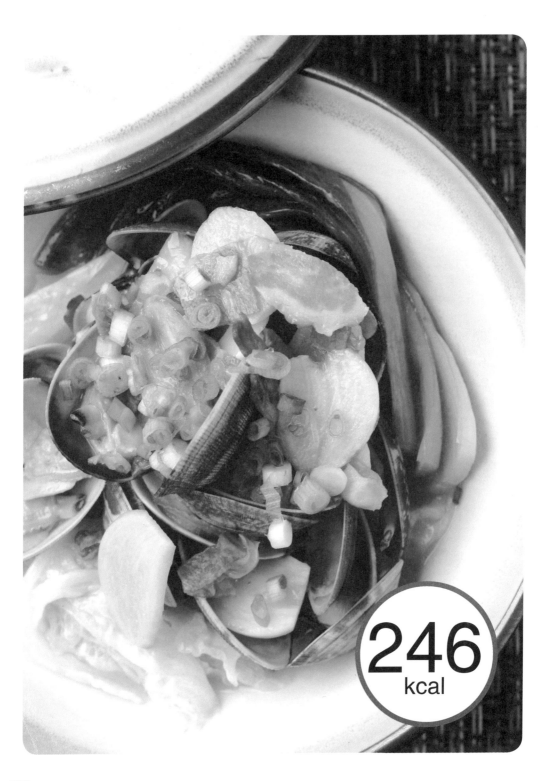

246
kcal

BOK CHOY

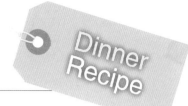

Dinner Recipe

蛤蜊炖蔬菜

蛤蜊除了含铁量高之外，还含有钴和维生素B₂，可有效预防贫血。蛤蜊从4月到进入产卵期的6月期间，味道最佳，过了产卵期的蛤蜊通常制成蛤仔酱食用。

SHELLFISH

GARLIC

原料 (2人份)

蛤蜊100克、培根1片、大蒜2瓣、橄榄油1大勺、白葡萄酒1杯、油菜1棵、白菜1/4棵、精盐少许。

做法

1. 在平底锅中放入橄榄油之后，放入蒜片和培根片翻炒。
2. 待炒出蒜香味后，放入蛤蜊和白葡萄酒。
3. 蛤蜊受热张开口时，放入精盐和油菜、白菜，炖至蔬菜熟了即可。

SALT + PEPPER

APPLEMINT

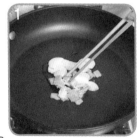
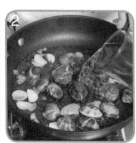
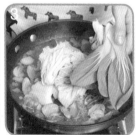

MEAT

OLIVE OIL

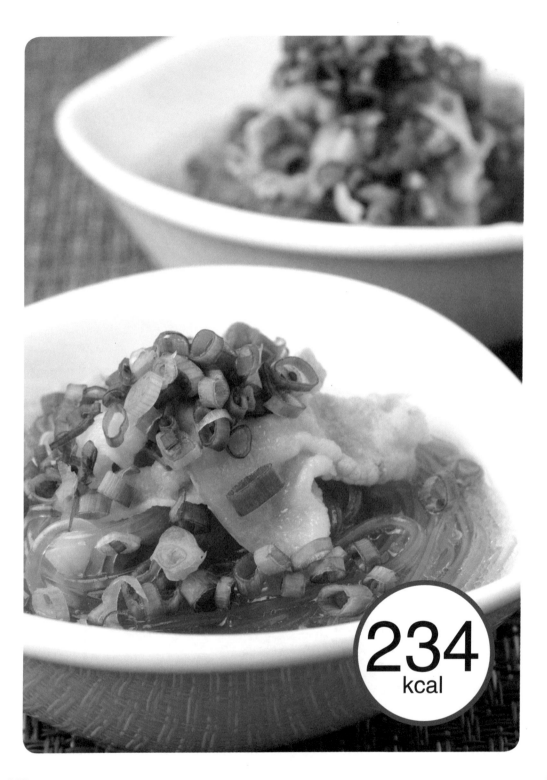

234
kcal

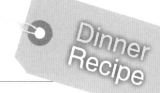

猪肉粉条汤

　　猪肉与其他的肉类相比，含有更多的B族维生素。由于含有优质蛋白质和各种营养素，可以使肌肤光滑。除此之外，还富含磷、钾、矿物质，很适合用来补充营养。

原料 (1人份)
猪肉片30克、粉条50克、浓缩鸡汤块1个、葱花少许、清水2杯。

做法
1. 在汤锅中放入猪肉片炒熟。
2. 在1中倒入清水之后，放入粉条和浓缩鸡汤块煮10分钟。
3. 用汤勺把形成的浮沫撇除干净。食用的时候，在上面撒上葱花即可。

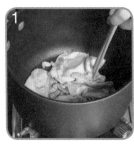
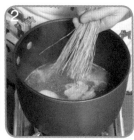
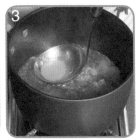

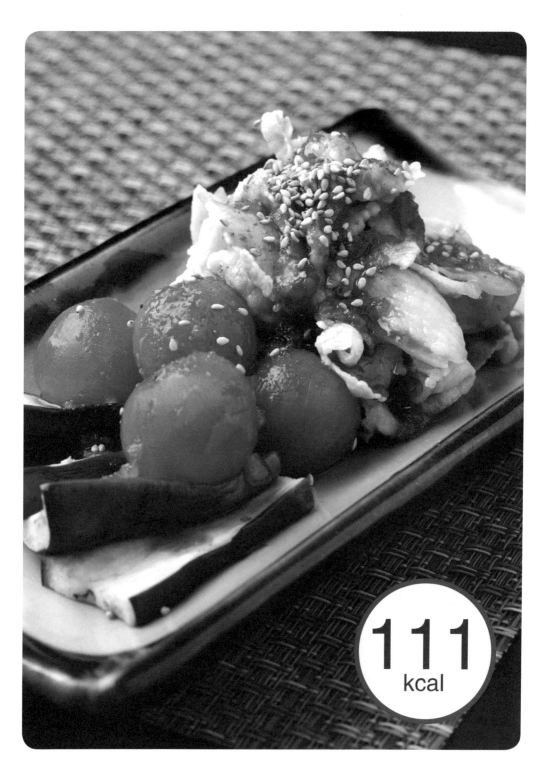

111
kcal

EGGPLANT

蔬菜猪肉沙拉

茄子是黑色食物的代表，GI值低，膳食纤维丰富，有助于减肥。茄子的膳食纤维可保护肠道健康，不仅能改善便秘，还能排除肠道内的垃圾，预防肠道疾病。肠道健康是决定是否可以成为美肌女孩的关键哦。

MEAT

BOKCHOY

原料（2人份）

茄子1/2个、小西红柿6个、火锅用猪肉90克、精盐少许、冰水200毫升。

酱汁：蒜泥1/2小勺、辣椒酱1小勺、酱油1大勺、香醋1/2小勺、白芝麻少许、蜂蜜1小勺。

做法

1. 茄子切成4厘米长，撒上盐腌制5分钟之后，用凉水冲洗。
2. 不用沥干水分，直接裹上保鲜膜放入微波炉加热1分钟。
3. 小西红柿用燃气烤熟之后去皮，放入冰水中。
4. 将猪肉放入开水中，煮熟并去除油分。
5. 在茄子、小西红柿、煮熟的猪肉装盘之后，浇上事先调配好的酱汁即可。

BROCCOLI

TOMATO

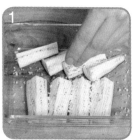
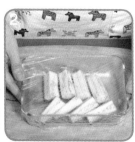
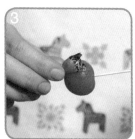
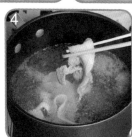
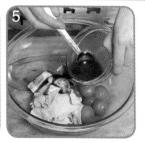

SALT + PEPPER

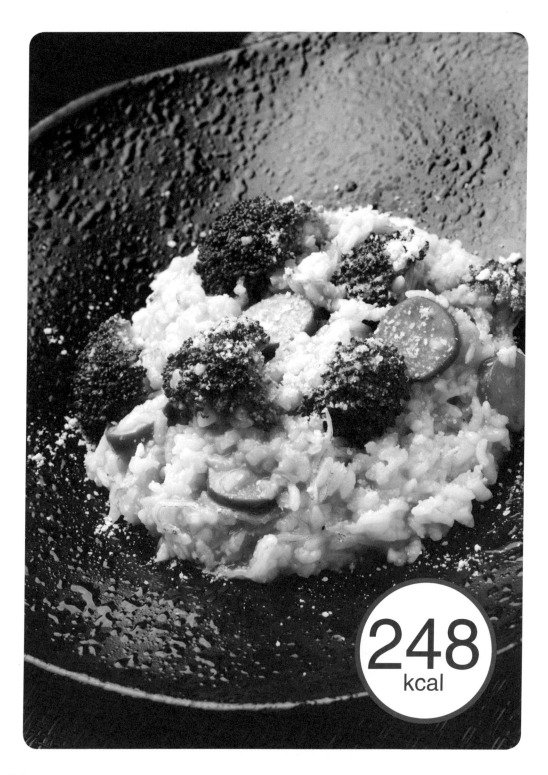

248
kcal

BROCCOLI

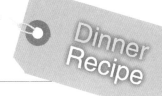
Dinner
Recipe

西兰花烩饭

烩饭一般含有很高的热量，所以这道菜使用热量低的小鱼干和西兰花，做成了苗条女孩专属的烩饭。浓缩鸡汤块是用鸡肉、洋葱、大蒜、迷迭香等材料制成的。

原料（2人份）

维也纳香肠4根、西兰花40克、小鱼干100克、浓缩鸡汤块1个、清水1.5杯、奶油1/2大勺、芝士粉1/2大勺、橄榄油1/2大勺。

做法

1. 维也纳香肠和西兰花切成方便食用的大小。
2. 在平底锅中放入橄榄油之后，放入小鱼干炒至酥脆。
3. 把1放入2中翻炒。
4. 将鸡汤块和1.5杯清水煮成高汤，然后放入大米边煮边搅拌20分钟，以免大米粘锅。关火之后，放入芝士粉和奶油搅拌即可。

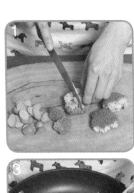
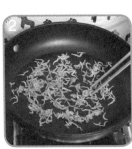
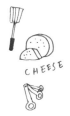
CHEESE

RICE
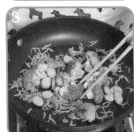
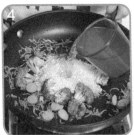

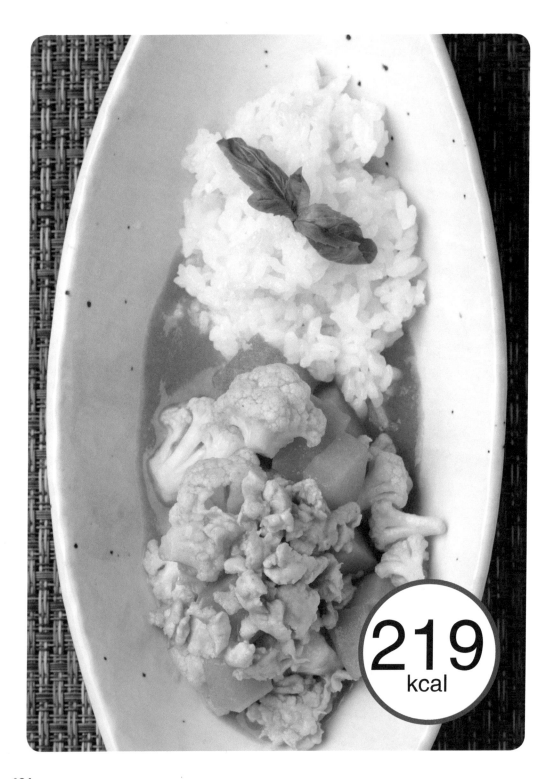

219
kcal

菜花咖喱饭

菜花的热量很低，每100克只有25卡，很适合作为减肥食物。菜花只食用花和茎的中间部分即可。据说吃菜花还可以缓解压力！

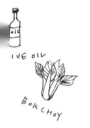

IVE OIL

BOK CHOY

原料（2人份）

胡萝卜1/2个、菜花1个、鸡肉（里脊）50克、橄榄油1大勺、咖喱粉4大勺、清水2杯。

做法

1. 将胡萝卜切成1.5厘米的块状，菜花也切成方便食用的大小。

2. 将鸡肉剁成小块。

3. 在平底锅中放入橄榄油之后，放入2炒。

4. 将1的蔬菜加入后一起炒，并倒入清水。

5. 水煮沸10分钟之后，再加入事先拌好的咖喱粉，再煮5分钟即可。

MEAT

CARROT

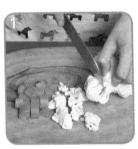
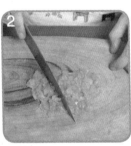
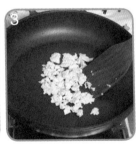

CHICKEN

RICE

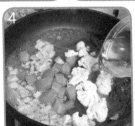
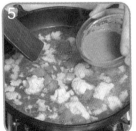

BROCCOLI

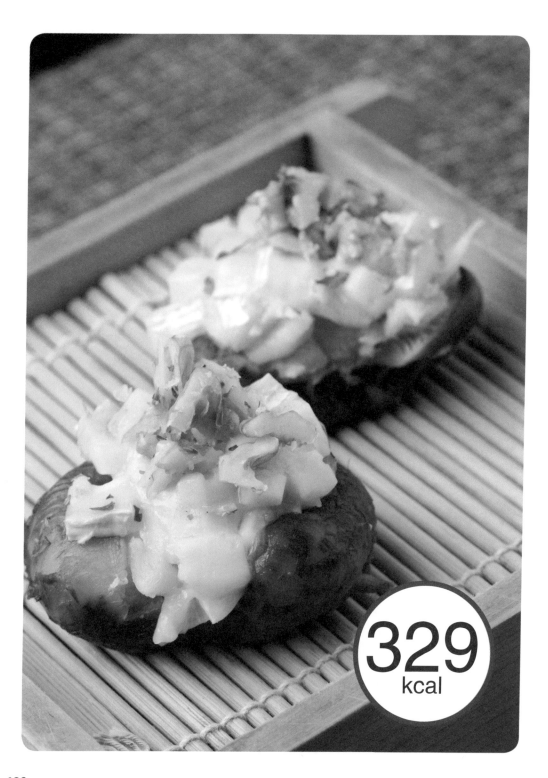

329
kcal

MUSHROOM

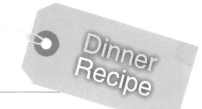

Dinner Recipe

香菇蒸虾

香菇中含有增强人体免疫力的成分。由于脂肪含量低，富含丰富的膳食纤维，所以对减肥很有效。

原料 (2人份)

奶酪1/2个、虾仁100克、香菇4个、橄榄油1大勺、腰果2大勺、香芹粉2小勺、核桃。

做法

1. 将奶酪切成适当的大小，虾切碎。
2. 将去蒂香菇内侧涂抹橄榄油后，放入蒸锅里。
3. 然后在其上面放上1的虾。
4. 3上面放上奶酪之后，盖上锅盖蒸制5~6分钟。蒸好之后，上面撒上核桃和香芹粉即可。

APPLEMINT

CHEESE

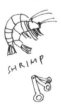

SHRIMP

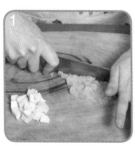

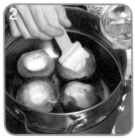

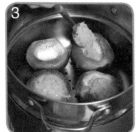

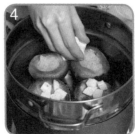

HERB

OLIVE OIL

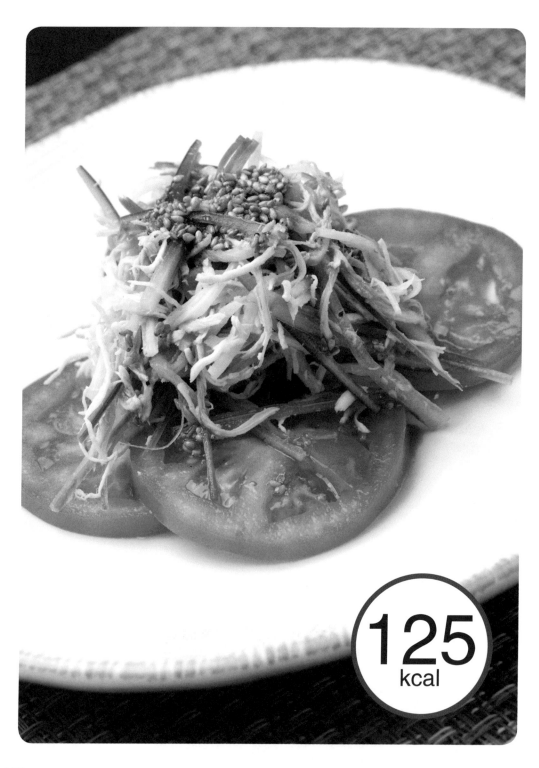

125
kcal

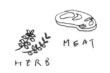

芝麻凉拌鸡肉西红柿

鸡肉一定要煮熟食用。如果现在不是盛产竹笋的季节，就选用罐头笋。用小西红柿代替大西红柿也可以。

原料 (2人份)

鸡肉（里脊）120克、黄瓜1/2个、香醋1大勺、竹笋20克、酱油1/2勺、大西红柿1个、香油1小勺、白糖1/2小勺、芝麻少许、料酒1小勺、精盐少许。

做法

1. 在鸡肉中加入1大勺料酒、少量精盐后腌制10分钟。
2. 把1捞出来，用保鲜膜包裹之后，放入微波炉（500W）加热5分钟。
3. 将竹笋和黄瓜切成丝。
4. 将鸡肉撕成细丝之后，和3一起装到碗里。
5. 将西红柿切片摆到盘子里，在4中放入香醋、酱油、香油、白糖拌匀之后，放到西红柿片上面，最后撒上芝麻就制作完成了。

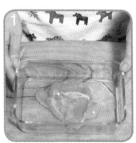
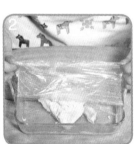
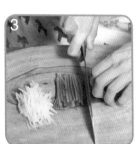

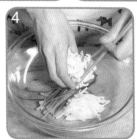
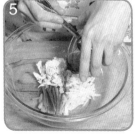

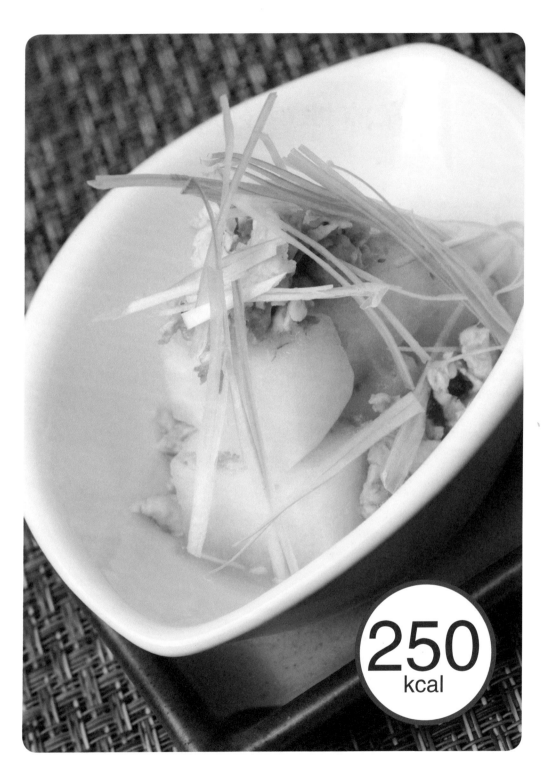

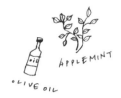

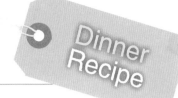

炖萝卜

多吃萝卜可有效预防疾病，萝卜中含有多种有益于健康的营养素，还含有分解淀粉的酶，即淀粉酶等。萝卜中不仅水分含量多，还富含B族维生素、维生素C以及膳食纤维，有助于减肥。在做炖萝卜的时候，要记得中间翻面一次。

原料（2人份）
萝卜200克、鸡胸肉100克、生姜1小勺、橄榄油2小勺、海带高汤200毫升、料酒2大勺。

做法
1. 将萝卜切成3厘米块状。
2. 在平底锅中放入橄榄油和生姜，待炒出香味之后，放入鸡胸肉一起翻炒。
3. 鸡肉熟了之后，放入萝卜块、海带高汤、料酒炖10分钟就制作完成了。

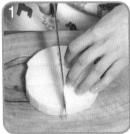
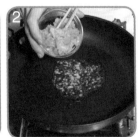
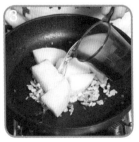

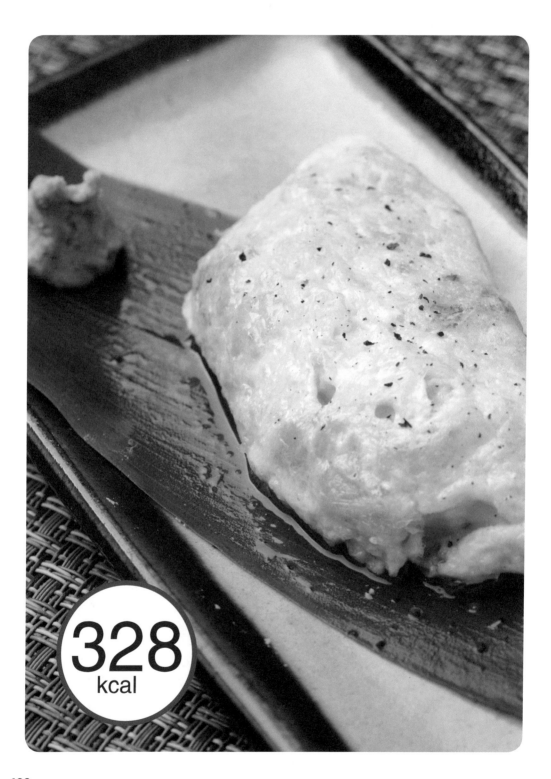

328
kcal

POTATO

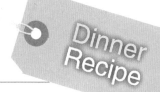

土豆凤尾鱼蛋卷

　　凤尾鱼可以预防更年期女性的骨质疏松，还是产妇补钙的极佳食品。体内缺乏钙，神经就会变得不安定，容易出现烦躁、抑郁，甚至还有可能患上失眠症。将蛋卷装盘的时候，可以将锅里的蛋卷倒扣在盘子上，比较容易操作。

原料 (2人份)

土豆1个、鸡蛋1个、凤尾鱼1条、精盐及胡椒粉少许、橄榄油1大勺。

EGG
HERB

做法

1. 土豆去皮，放入开水中煮，煮熟之后切块备用。
2. 在平底锅中放入橄榄油之后，放入凤尾鱼边煎边用锅铲捣碎。
3. 然后把1的土豆放入锅中，用锅铲弄碎使之与凤尾鱼混合均匀。
4. 最后倒入打好的鸡蛋，用精盐和胡椒粉调味之后，将蛋皮对折煎成蛋卷形状即可。

SALT + PEPPER

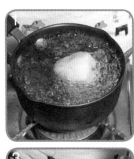

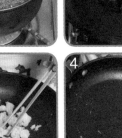

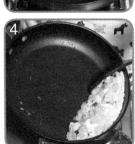

OLIVE OIL

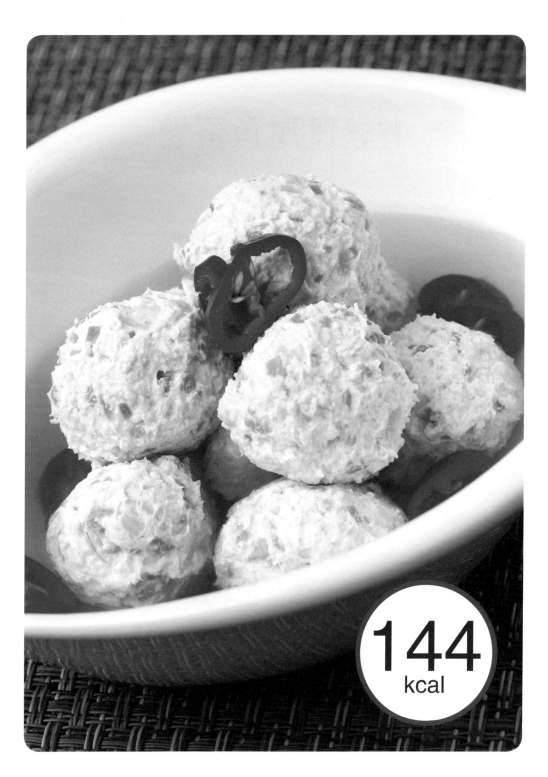

144 kcal

CHICKEN

鸡肉丸子

在煮鸡肉丸子的时候，适合以小火慢煮。红辣椒可以增添辣味，不喜欢吃辣的人，也可以不放。豆腐最好事先除去水分之后再食用。

原料（2人份）

豆腐100克、鸡胸肉100克、大葱3厘米、胡萝卜1/5个、红辣椒1个。
酱汁①：酱油2/3大勺、淀粉1小勺。
酱汁②：海带高汤1/2杯、酱油1/2大勺、料酒3大勺、白糖1小勺。

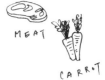

MEAT

CARROT

做法

1. 豆腐切成3厘米长之后，放在厨房用纸上去除表面多余水分。鸡胸肉剁成鸡肉末备用。
2. 将酱汁①放入剁好的鸡肉末中，搅拌到鸡肉有黏性为止。
3. 将大葱和胡萝卜切成细末。
4. 在2中放入1和3混合均匀之后，用手捏成丸子。
5. 在汤锅中放入酱汁②以及切片红辣椒、鸡肉丸子，以小火煮熟即可。

ER

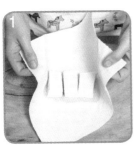

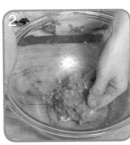

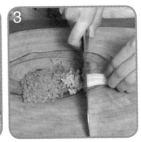

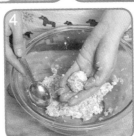

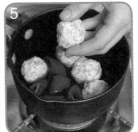

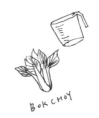

BOK CHOY

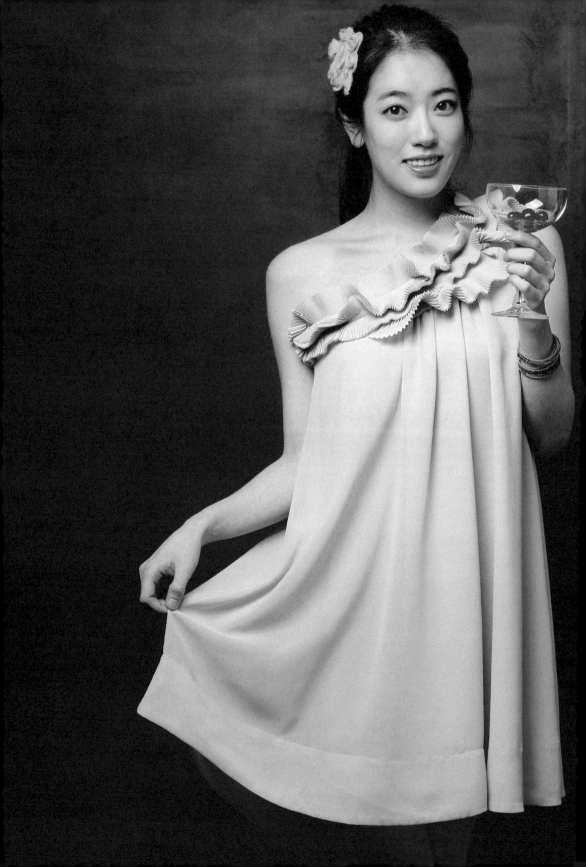

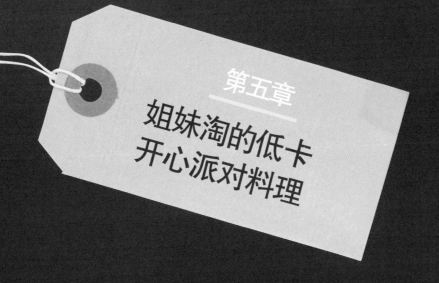

Skinny-girl's Recipe

第五章
姐妹淘的低卡
开心派对料理

●●●●●●

特殊的日子，全家人总会聚在一起用餐。每到年末，筹划家庭派对的人多了起来。其主要原因是比起在外用餐，不仅可以减少费用，还可以与喜欢的人一起度过安静又有气氛的时光。随着家庭派对越来越多，人们对派对食物的要求也越来越高。在准备家庭派对的时候，不一定非要准备新奇特别的料理。这一章介绍的是可以简单制作、适合大家一起享用的派对料理食谱。

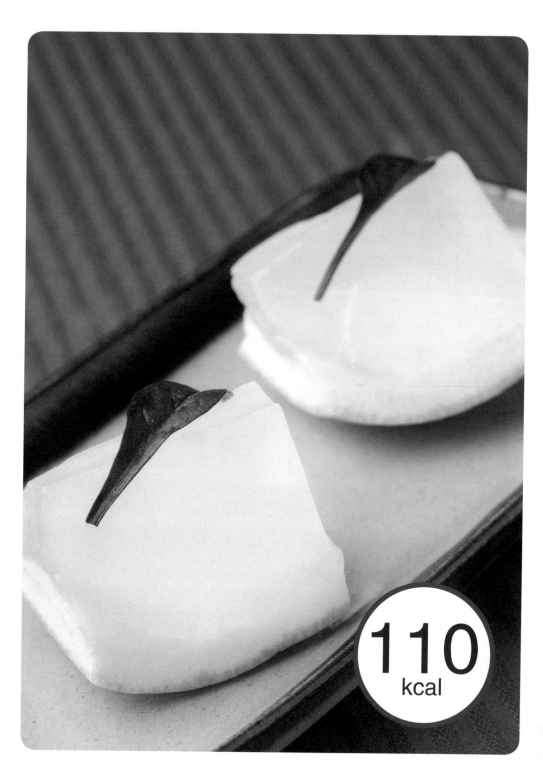

柚子果冻

柚子是低热量的水果，可以抑制胰岛素的分泌。同时还富含维生素C，有助于皮肤美容；柚子中的柠檬酸成分，还有助于消除疲劳。做这道点心时，如果明胶不容易融化，可以小火加热边搅动边溶解。

原料 (1人份)

柚子1个、明胶2片、白糖1大勺、温水1/2杯（约50℃）、嫩芽叶片。

做法

1. 柚子上端切开，然后把果肉掏空。柚子皮留下来备用。

2. 将挖出的果肉放到筛子上面，挤出果汁。

3. 在温水中放入白糖和明胶使之溶化。

4. 然后把3倒入2中。

5. 将4倒入柚子皮中之后，放入冰箱2小时，美味的柚子果冻就制作完成了。

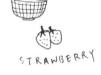

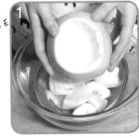
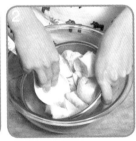
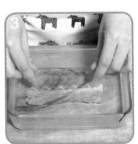
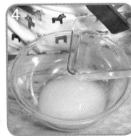
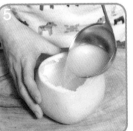

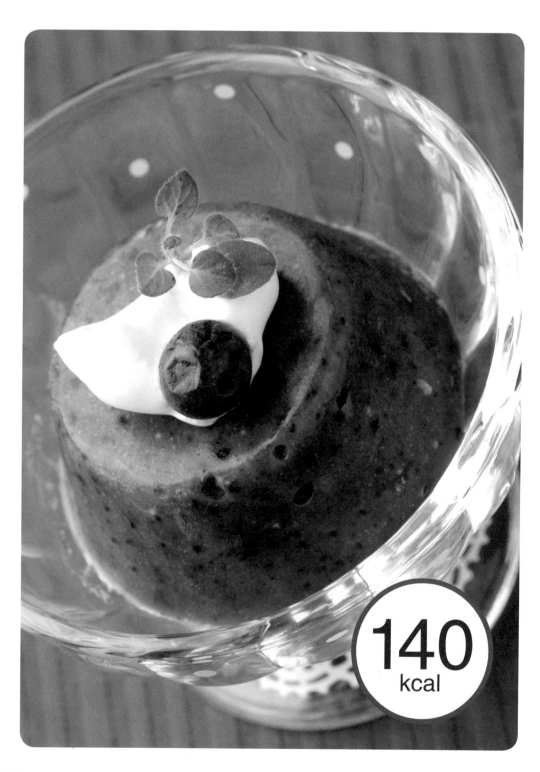

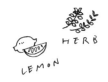

蓝莓豆腐露

蓝莓中含有花青素，可以中和我们身体中的活性氧。如果体内的活性氧超过一定的含量，我们的身体就会衰老。蓝莓不仅可以维持活性氧的含量，防止皮肤老化，还可以缓解眼睛疲劳、身体和精神疲劳等。

原料 (2人份)

豆腐1/2块、蓝莓200克、柠檬汁2大勺、白糖2大勺、鲜奶油少许。

做法

1. 在搅拌机中放入豆腐、蓝莓、柠檬汁、白糖搅拌至形成小泡沫为止。
2. 然后盛到金属材质的碗中放入冰箱冷冻2小时即可。

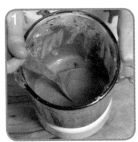

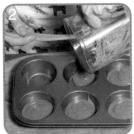

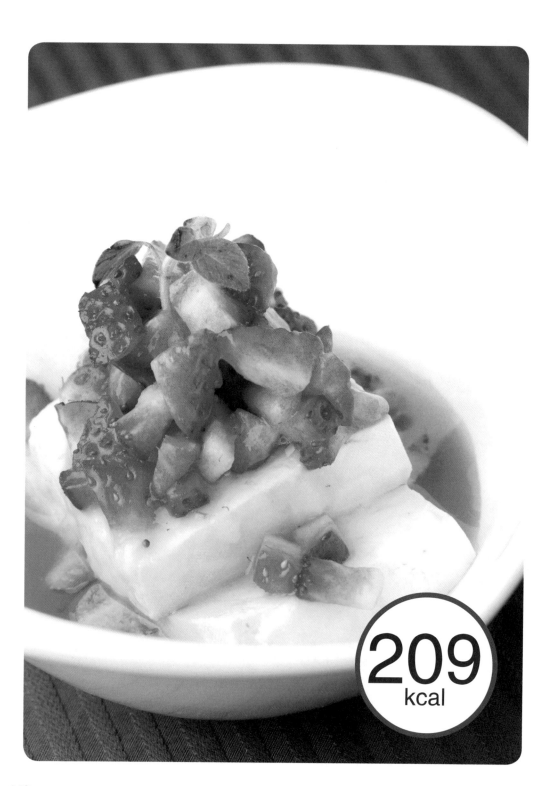

209
kcal

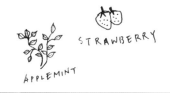

糯米豆腐甜点

豆腐中除了富含赖氨酸外，还含有其他谷类缺乏的必需氨基酸，所以它不仅营养价值高，而且还易消化。豆腐是高蛋白食品，热量和饱和脂肪含量很低，不含有胆固醇，所以非常有助于减肥。此外，豆腐还含有钙、铁、磷、钾、B族维生素、胆碱、维生素E等多种营养素。

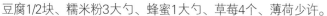

原料 (1人份)

豆腐1/2块、糯米粉3大勺、蜂蜜1大勺、草莓4个、薄荷少许。

做法

1. 将豆腐切成2厘米长的四方形。
2. 将豆腐沾上糯米粉之后，放入开水中煮3分钟。
3. 将煮好的豆腐用保鲜膜包裹之后，放入冰箱冷却。等凉了之后，在豆腐上摆上切碎的草莓，撒上蜂蜜，放上薄荷即可做成美味的甜点了。

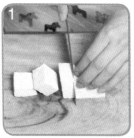
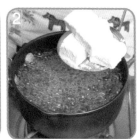
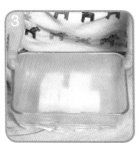

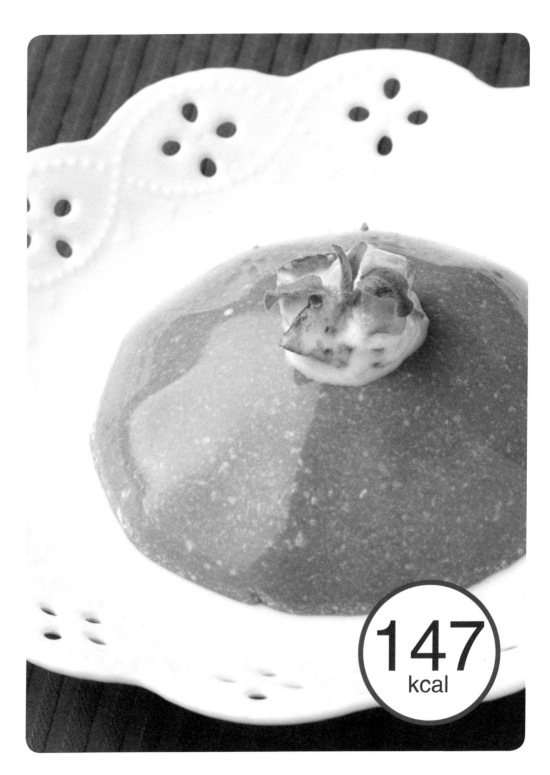

147
kcal

APPLEMINT

Party Recipe

豆腐巧克力慕斯

巧克力中含有美容和健康不可或缺的膳食纤维。巧克力的糖分还可以消除疲劳。第一次做这道甜点时，很多人因为掌握不好明胶的使用量而失败，所以一定要放入足量的明胶哦！

HERB

原料 (1人份)

巧克力10克、明胶2片、豆腐1/4块、牛奶2大勺。

做法

1. 在融化的巧克力中倒入用微波炉加热10秒后的牛奶。
2. 将明胶放入清水中浸泡30秒，之后把水倒掉备用。
3. 豆腐用保鲜膜包裹之后，用微波炉加热30秒，放入1中捣碎。
4. 趁热的时候，放入2搅拌均匀。最后放入冰箱冷藏即可。

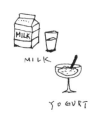

MILK

YOGURT

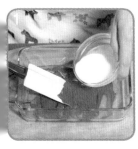

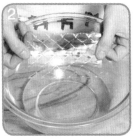

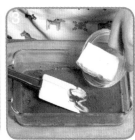

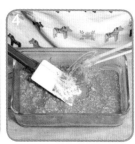

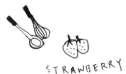

STRAWBERRY

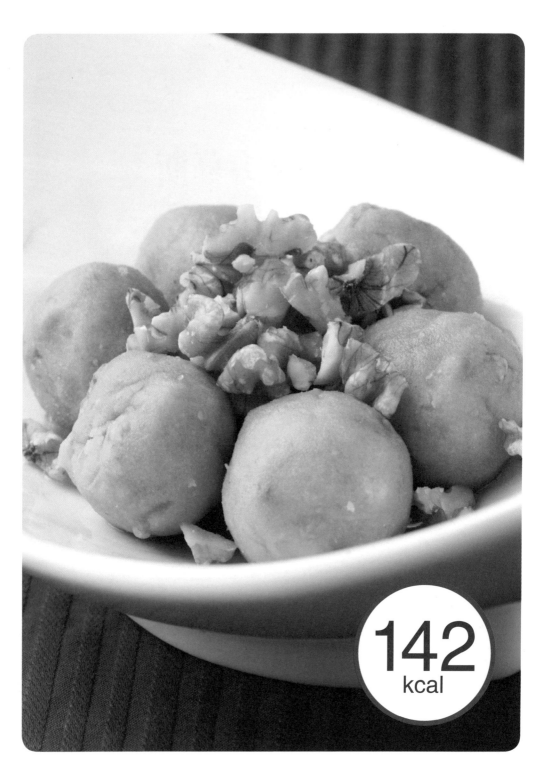

142
kcal

POTATO

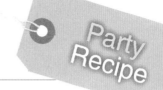

Party Recipe

土豆丸子

土豆富含维生素B和维生素C等多种矿物质，是碱性食物的代表。由于富含维生素C，所以土豆被称为"地下苹果"，对于缓解疲劳和皮肤美容也有效。土豆放入微波炉加热的时候，可在保鲜膜上面扎个小孔。也可用蒸锅蒸熟。

HERB

ALMOND

原料（2人份）

土豆2个、味噌2小勺、白糖1大勺、核桃10克。

做法

1. 将土豆切成2厘米小块，然后用保鲜膜包裹之后，放入微波炉加热4分钟。
2. 将1装到碗里，放入味噌、白糖以及核桃。
3. 将所有食材搅拌均匀。
4. 把适量的3放入保鲜膜中，用手捏成丸子之后，放入冰箱凝固后，撕开保鲜膜即可食用。

SWEET POTATO

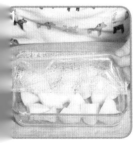
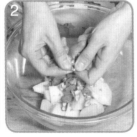
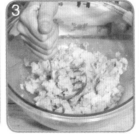
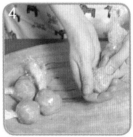

APPLEMINT

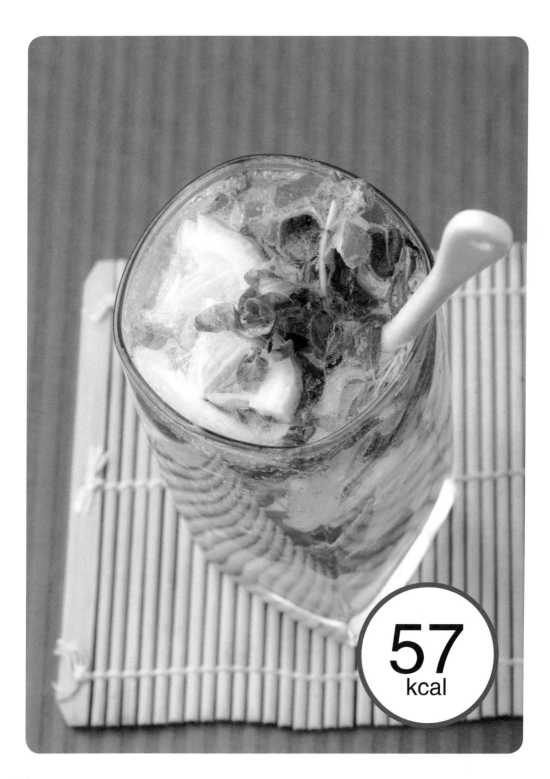

57
kcal

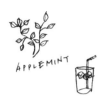

薄荷鸡尾清酒

薄荷有助于缓解精神疲劳和抑郁，同时还具有祛火、安定情绪、治疗感冒的效果。还可以增加食物的风味，通常添加到饮料中。薄荷的香味比较重，所以在做肉菜的时候，放少量薄荷，可以去除腥味。

原料 (1人份)

薄荷少许、清酒30毫升、苏打水30毫升、糖浆10毫升、柠檬1/2个。

做法

1. 将柠檬切成小薄片，然后与其他的材料一起放入调酒杯中。
2. 摇晃调酒杯把材料混合均匀即可。

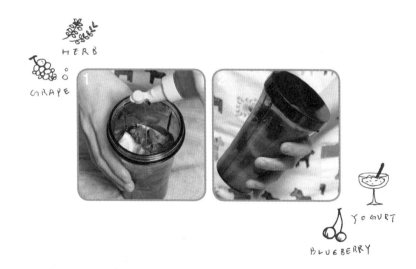

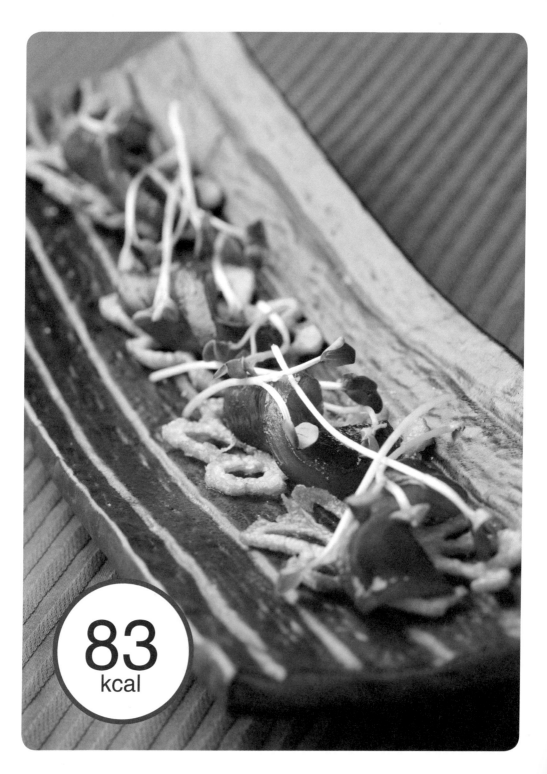

83
kcal

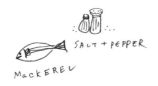

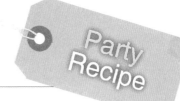

金枪鱼炸藕

金枪鱼中富含铁、维生素，还是低热量食品，所以有助于减肥。金枪鱼中含有的核酸有助于防止皮肤老化。莲藕可以预防高血压。

原料 (2人份)

生金枪鱼100克、酱油1大勺、海带高汤1大勺、料酒1小勺、白糖1小勺、藕30克、淀粉1大勺、食用油适量、萝卜苗少许。

做法

1. 将莲藕切成片蘸上淀粉。
2. 将1放入油锅中，炸至表面变黄（约5分钟）。
3. 将生金枪鱼切成适当的大小，放入酱油、料酒、白糖、海带高汤腌制20分钟。然后放到2中油炸的藕片上面，最后撒上萝卜苗就制作完成了。

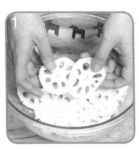

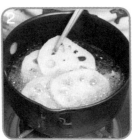

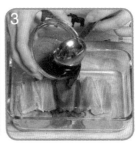

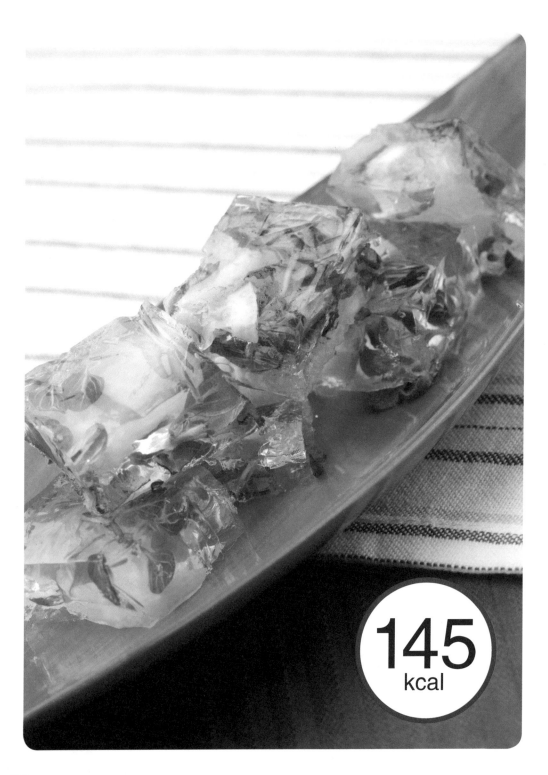

APPLEMINT

Party Recipe

薄荷柠檬果冻

柠檬有着很好的美容效果，因此深受女性们喜欢。柠檬中的柠檬酸可以排除体内垃圾，对消除疲劳和减肥有着很好的效果。此外，柠檬中还富含维生素C，有助于预防季节性感冒。

LEMON

HERB

原料 (2人份)

柠檬1/3个、蜂蜜3大勺、薄荷少量、明胶1片、清水250毫升。

做法

1. 在碗中放入明胶和清水，隔水加热使其融化。
2. 在1中放入切成薄片的柠檬、薄荷之后，放入蜂蜜混合均匀。然后放入冰箱凝固1小时之后，用刀切块即可食用。

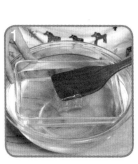

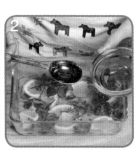

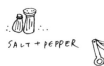

SALT + PEPPER

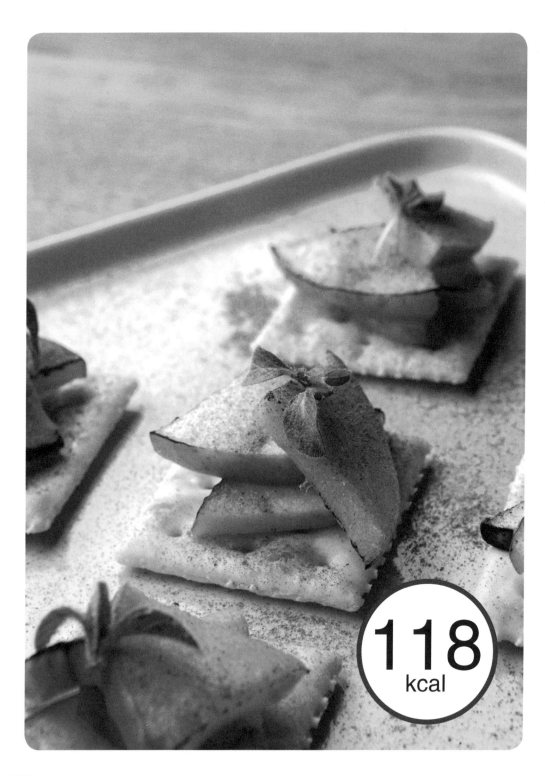

118 kcal

苹果薄脆饼干

有句话说："早晨吃苹果是金。"意思就是说早晨吃苹果有益于健康。还可搭配低热量的薄脆饼干一起食用哦！

原料（1人份）

苹果半个、肉桂粉1小勺、甜酒大勺、脆饼4片。

做法

1. 在烧热的平底锅中放入切片苹果和甜酒，加热至苹果变色为止，大概3分钟左右即可。
2. 在1中撒上肉桂粉。
3. 然后把2放在薄脆饼干上面就制作完成了。

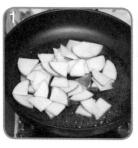
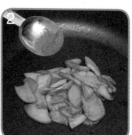
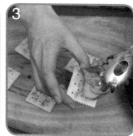

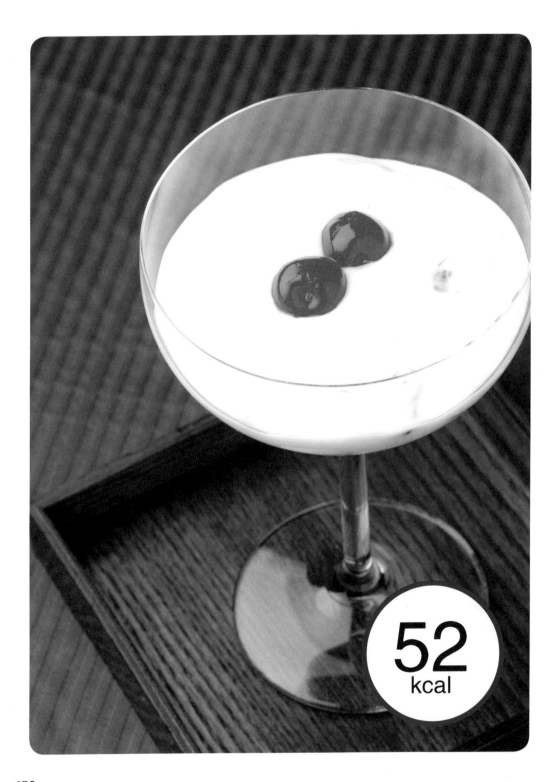

52
kcal

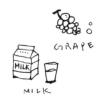

酸奶鸡尾酒

酸奶中含有维生素B_2和优质蛋白质，可以让粗糙的皮肤变得有光泽。酸奶中乳酸能软化角质层，从而祛除角质，并促进新陈代谢，快速修复损伤的皮肤。

原料（1人份）
纯酸奶1盒、甜酒20毫升、樱桃罐头5粒。

做法
1. 将纯酸奶和甜酒放入果汁机中搅拌均匀。
2. 将5粒樱桃放入1中。
3. 再次把2搅拌均匀即可。

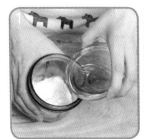
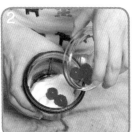
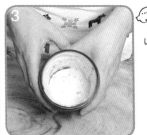

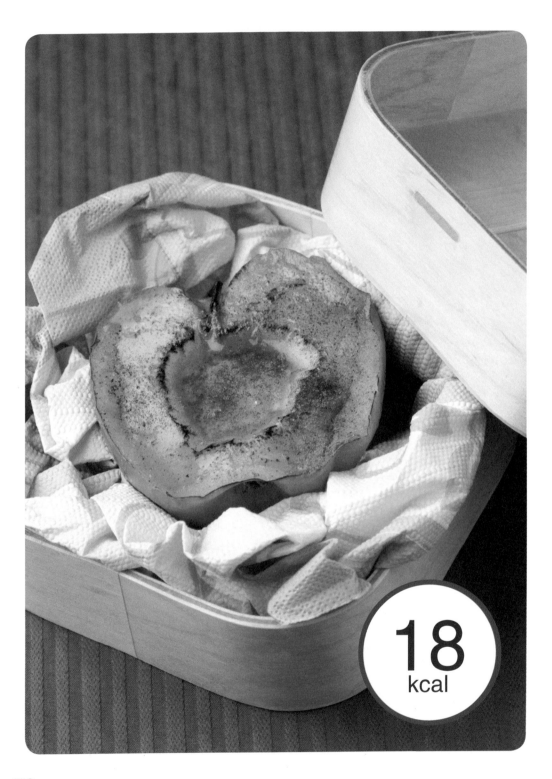

18
kcal

APPLE

Party Recipe

奶油烤苹果

苹果是低热量水果，富含膳食纤维，容易产生饱腹感。苹果中的多酚成分可抑制体内脂肪堆积，可有效预防肥胖。除此之外，苹果还富含苹果酸、维生素、糖分，可使皮肤光滑、透明、有弹性。

LEMON

原料（2人份）
苹果1/2个、奶油5克。

做法
1. 将苹果切成两半，用刀把苹果籽挖除。
2. 接着在挖除的凹陷部分填进奶油，用锡箔纸包裹之后，放入200℃的烤箱里，烘烤15分钟就制作完成了。

MILK

STRAWBERRY

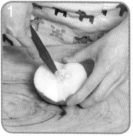

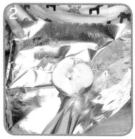

CHEESE

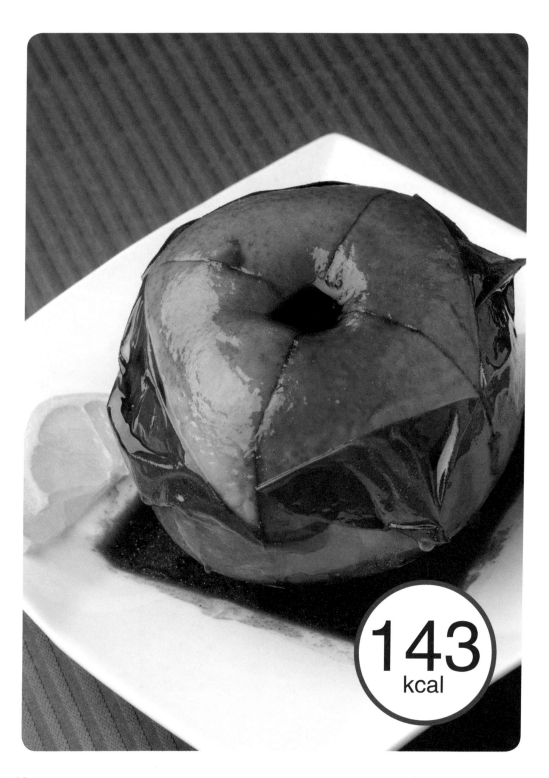

143
kcal

GRAPE

LEMON

Party
Recipe

葡萄酒炖梨

梨是碱性食品，可以使血液维持中性，多吃梨有益健康。而且，梨的热量也很低，有助于减肥。此外，梨还可以缓解感冒症状。换季时节，吃梨还可以预防感冒。

STRAWBERRY

原料 (2人份)
梨1个、红葡萄酒200毫升、白糖2大勺、柠檬1/4个、清水300毫升。

做法
1. 在汤锅中放入梨、白糖、柠檬、红葡萄酒。
2. 在1中倒入清水，以小火加热15分钟。
3. 将2装到碗里之后，放入冰箱冷却后即可食用。

APPLE

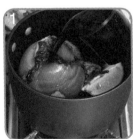

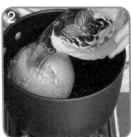

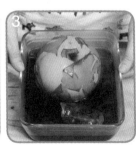

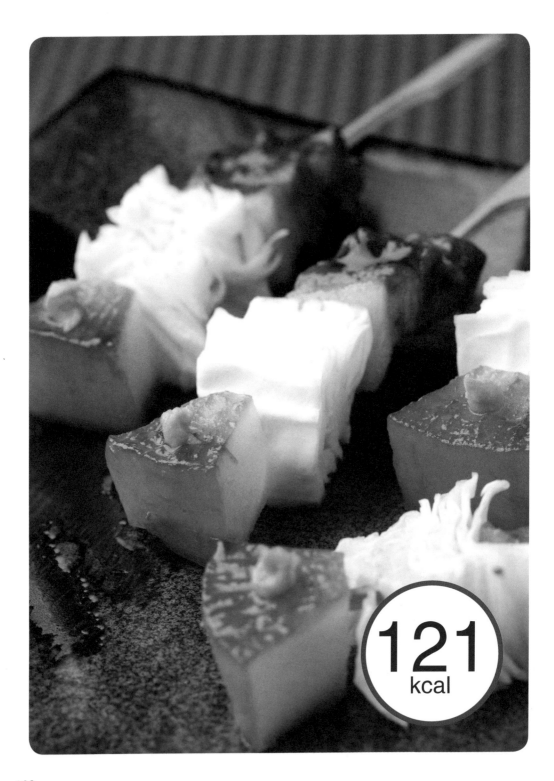

121
kcal

蔬菜猪肉串

猪肉中富含B族维生素、蛋白质和多种营养素，可使皮肤有光泽。除此之外，还富含磷、钾、矿物质等，非常适合作为营养补品食用。

原料 (4人份)
猪肉（猪脖子肉）200克、大头菜1片、洋葱1/3个、萝卜20克、芥末1大勺、红辣椒1个、酱油2大勺、清水1杯、清酒1大勺。

做法
1. 在汤锅中放入清水、酱油、红辣椒、清酒、洋葱、萝卜以及猪肉，煮20分钟。
2. 然后把猪肉和萝卜捞出来，切成2厘米大小，大头菜切成1厘米大小的四方形。
3. 接着用竹签把猪肉、大头菜、萝卜依次串起来，在上面淋上少量芥末即可。

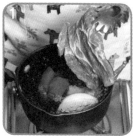

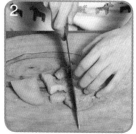

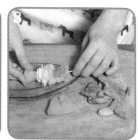

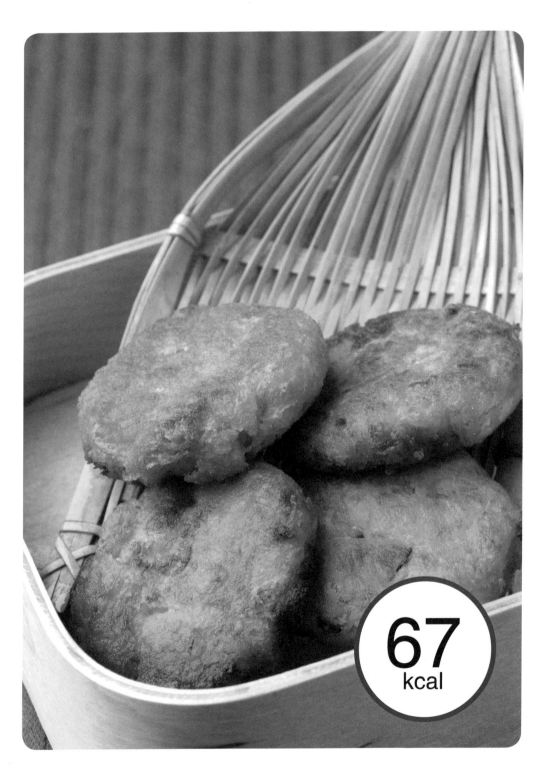

67
kcal

Party Recipe

南瓜饼

南瓜是最近人气很旺的歌手IU（李智恩）的减肥食品。IU也有过胖乎乎的时候，不过坚持食用南瓜后，减掉了10公斤。尽管如此，也不能光吃南瓜。下面就介绍用南瓜制作的美味南瓜饼吧。

原料（2人份）

南瓜100克、奶油5克、白糖7克、牛奶1小勺。
裹粉：低筋面粉1大勺、清水2大勺。

做法

1. 将南瓜去皮之后，切成小块用保鲜膜包裹，放入微波炉加热3分钟。
2. 取出后趁热加入奶油、牛奶、白糖搅拌均匀。
3. 然后蘸上用清水和低筋面粉混合而成的裹粉，放入平底锅中煎一会儿即可。

SALT + PEPPER

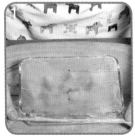
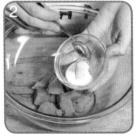
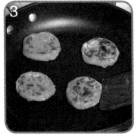

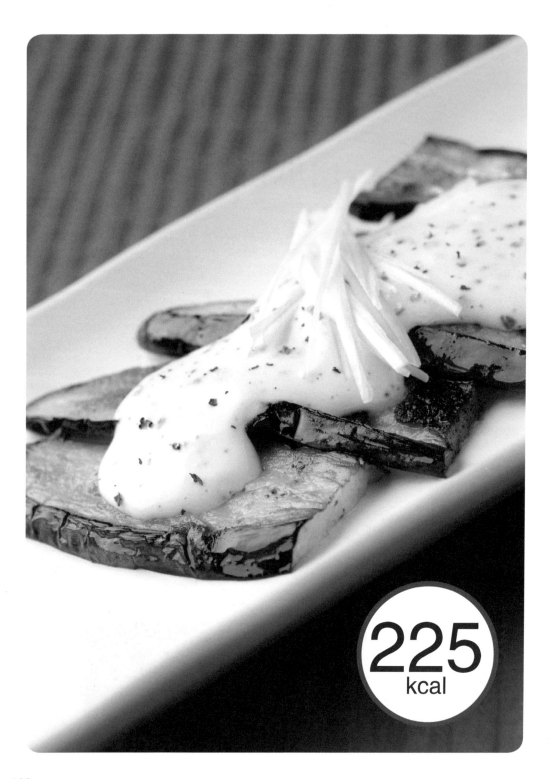

225
kcal

HERB

香煎辣味茄子

　　在制作蛋黄酱的时候，分次放入食用油搅拌，颜色会逐渐变白，这时就可以判断蛋黄酱基本上制作完成了。生茄子切开之后，放到皮肤上揉搓，有助于预防祛斑的生成。茄子中富含的花青素，也有助于健康。

原料 (2人份)

EGG PLANT

茄子1个、味噌1大勺、大葱少许。
酱汁：蛋黄1个、香醋5毫升、食用油100毫升、辣椒面2小勺、精盐及花椒粉少许。

EGG

做法

1. 将茄子切成2厘米厚度，放入有橄榄油的平底锅中，以小火烤制1分钟。

2. 然后将茄子抹上味噌，再烤1分钟。

3. 在碗里放入蛋黄和香醋搅拌均匀。边搅边放入食用油（分5次放入），制成蛋黄酱。

OLIVE OIL

4. 在蛋黄酱中放入精盐及花椒粉调味之后，放入辣椒面再搅拌一次，酱汁就制作完成了。将2切成薄片装盘，然后在其上面浇上4的酱汁，放上葱丝就制作完成了。

PEPPER

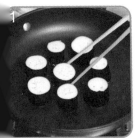
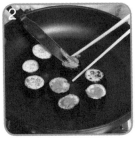
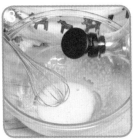
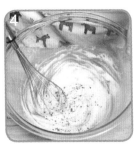

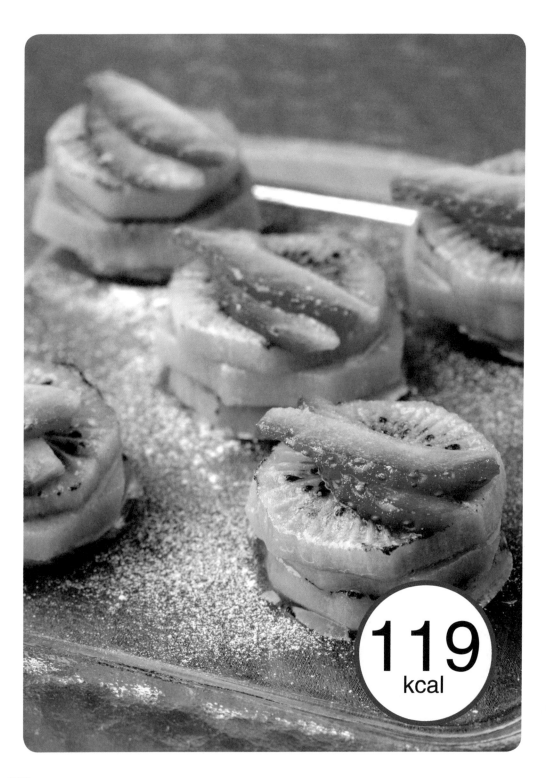

119
kcal

STRAWBERRY

KIWI

猕猴桃三明治

猕猴桃有助于消除疲劳。由于富含膳食纤维，可以为皮肤提供充足的营养，因此也有助于皮肤保养。猕猴桃是低热量水果，GI值也很低，还是减肥的好水果。

原料 (2人份)
猕猴桃2个、白糖3大勺、草莓2个。

BLUEBERRY

GRAPE

做法
1. 将切成薄片的2/3的猕猴桃装到大碗中（1/3留着备用），倒入1:2比例的白糖和水，泡30分钟。
2. 将1放入平底锅中，以小火烤制片刻。
3. 2出锅后，从下至上依次叠上烤过的猕猴桃片、新鲜的猕猴桃片、烤过的猕猴桃片，再用草莓装饰就大功告成了。

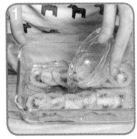

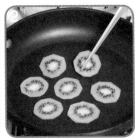

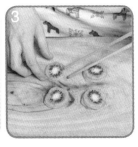

ALMOND

MILK

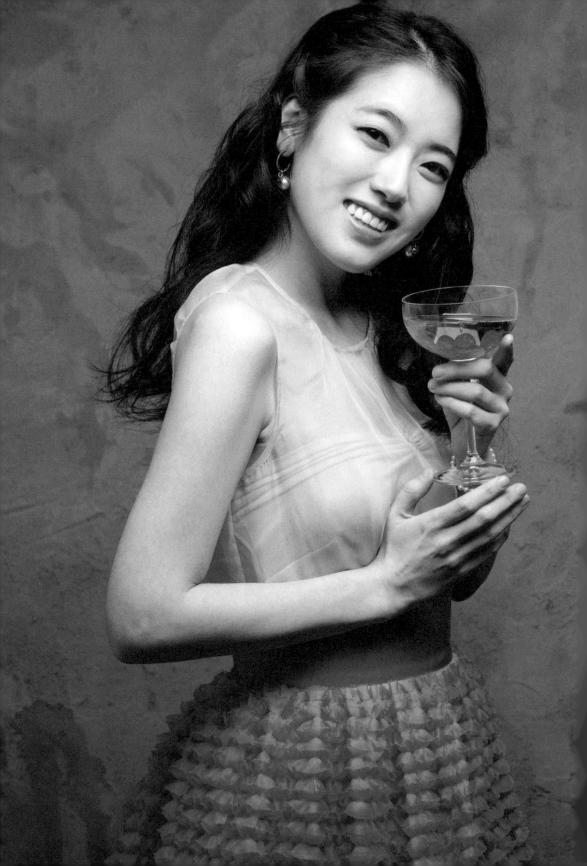

Skinny-girl's
Recipe

第六章

韩国骨感女星
"享瘦"食谱大公开

● ● ● ● ● ●

最近艺人们的减肥新
闻经常成为人们讨论
的热门话题。艺人们
吃的食物更是引起女性们的好奇，
但不可否认，这些方法常有夸张的
一面，例如，有人误以为水果减肥
就是一天三餐只吃水果，其实并不
然，而是以水果为主要食材来设计
的低热量食谱。事实上，除了运动
之外，摄取低脂肪、低热量的优质食
物来控制热量，才是减肥的关键。

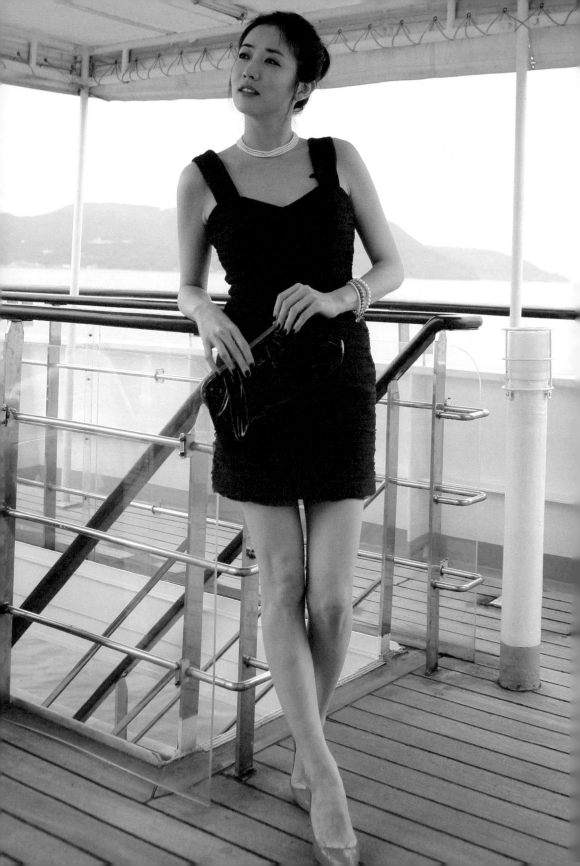

漂亮"美七"崔贞媛的
料理食谱大公开

身为演员，同时又是我姐姐的崔贞媛，平常除了拍摄广告之外，由于主演的偶像剧《传闻中的七公主》在中国很受欢迎，因此担任了济州岛旅游宣传大使。

姐姐维持苗条身材的秘诀就是每天坚持运动，这一点她从来不会忘记，令人佩服。不过，如果运动是维持苗条身材的全部的话，就没有必要在此介绍了。下面我就为大家介绍姐姐喜欢吃的秘密食谱。

姐姐常吃绿茶拿铁和明太鱼子酱料理，绿茶中含有的维生素C，可以维持皮肤白皙。当然，还可以防止雀斑、黄褐斑等的形成。而且，绿茶中的儿茶素可以排除体内堆积的胆固醇和脂肪，有助于维持苗条的身材。

明太鱼子酱中含有维生素A和维生素E等有益于皮肤的多种成分，所以是女明星们不可或缺的食物。不过，明太鱼子酱的味道是不是很咸啊？所以，在这里我就给大家介绍做成清淡又美味的方法。大多数演员们都经常熬夜拍戏，身体会很疲劳。因此，要摄取既能够护肤，又可以消除疲劳的食物。以下就是我姐姐平常常吃的食物。

<绿茶>

绿茶中所含的维生素C比柠檬多5~8倍，能有效美白肌肤及预防老化。维生素C可以防止黑色素沉淀，抑制黄褐斑或雀斑的生成，维持白皙皮肤。此外，绿茶中还含有维生素A和维生素B，具有很好的保湿效果，使皮肤更富有光泽。儿茶素成分可以排除体内堆积的胆固醇和脂肪，塑造美丽而健康的身材。绿茶还可以防止体质酸化，因为属于碱性食品的绿茶能被人体快速吸收，中和血液中的酸性物质。虽然绿茶的好处很多，也不宜过量饮用。因为绿茶有利尿作用，会使体内水分大量排出，所以要适量饮用。

<蜂蜜>

蜂蜜有着很好的抗疲劳功效。蜂蜜可促进肠道蠕动，改善肠道功能。蜂蜜中含有的铁成分，有助于预防并治疗贫血。除此之外，蜂蜜中含有的各种维生素（如维生素B、维生素C）和矿物质（如钾、锌、钙）等成分也很快被人体吸收，促进新陈代谢，有益于肌肤美容。蜂蜜的钾成分还能使血液维持碱性，强化血管。

<明太鱼子酱>

明太鱼子酱中富含维生素E，可以防止皮肤老化，令皮肤干净清透。此外还富含维生素A，在保护视力的同时还具有维持皮肤健康的效果。其脂肪含量为3.2%，EPA、DHA含量丰富，是营养丰富的食品。不过，它含有很多盐分，所以不宜多食。

<鲣鱼干>

主要是用来熬汤。鲣鱼干是用晒干的鲣鱼加工而成的食品，其蛋白质含量很高，脂肪和热量都很低，所以有助于减肥。除此之外，还含有维生素以及矿物质等多种营养素。特别是富含保护肝脏的氨基酸以及不饱和脂肪酸，可以降低胆固醇，预防慢性病。

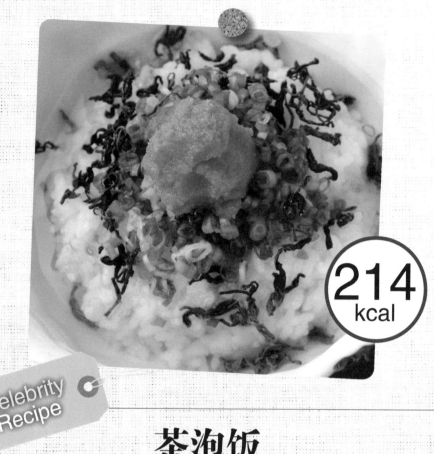

214 kcal

茶泡饭

原料 (4人份)

海带高汤500毫升、米饭400克、干茶叶60克、明太鱼子4个、鲣鱼干1把、细葱1根。

做法

1. 在开水（500毫升）中放入海带（4厘米）、鲣鱼干熬成海带高汤备用。

2. 将明太鱼子切开取出鱼子。把米饭盛到碗里，放上切成末的茶叶、明太鱼子、细葱之后，倒入海带高汤就制作完成了。

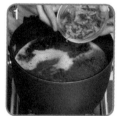

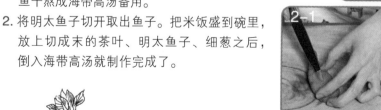

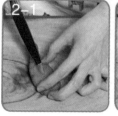

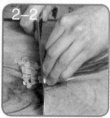

HERB

RICE

BOKCHOY

174

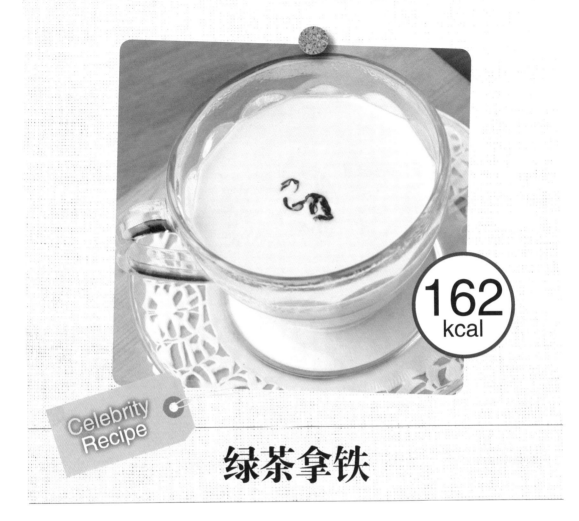

162 kcal

Celebrity Recipe

绿茶拿铁

原料（1人份）

牛奶200毫升、绿茶粉1大勺、蜂蜜1小勺。

做法

1. 将牛奶倒入汤锅中，边煮边搅。
2. 开始起沫时，放入绿茶粉、蜂蜜，搅拌均匀即可。

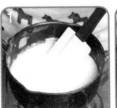
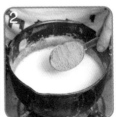

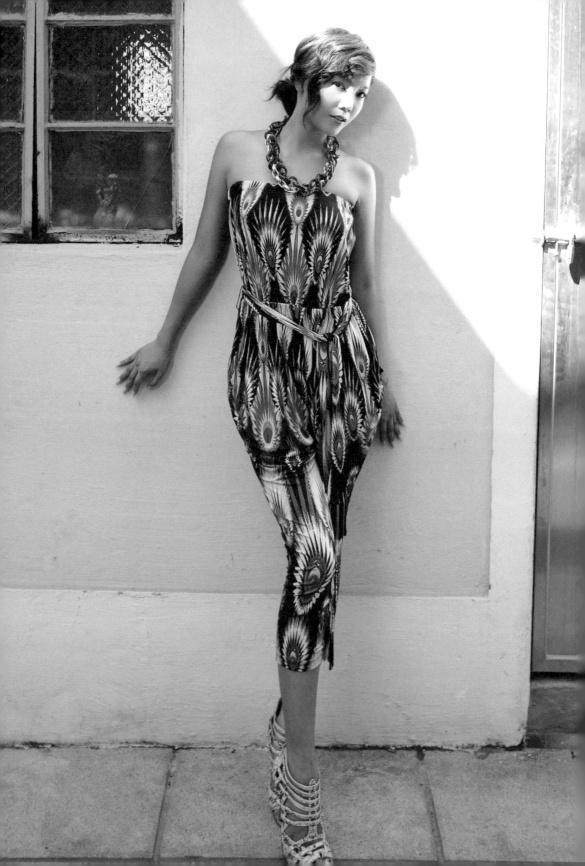

童颜美肌高恩雅的
料理食谱大公开

被称为"金惠秀第二"、以44.7%的支持率赢得了"脸蛋身材完美童颜美肌"称号的高恩雅，浑身散发出独具魅力的美丽气息。她能够拥有好身材，最大的秘诀就是运动，平时喜欢散步、爬山、走路、打羽毛球等，最近随着棒球运动深受人们的欢迎，她还做接球等运动。这样下去，我想不久的将来，在职业棒球赛中，就可以看到漂亮的她担任开球嘉宾了吧？

高恩雅的秘密食谱就是杏仁和蓝莓。高恩雅在运动或感到饥饿的时候，会拿出随身携带的杏仁吃。肚子饿时只要吃10粒杏仁就可以马上消除饥饿感。杏仁还可以防止身体吸收脂肪。强力推荐大家随身携带杏仁（包装成每小袋10粒），在突然想吃东西的时候，拿出来吃。此外，蓝莓跟肉类一起食用，除了可以享受清爽的口味外，对肌肤及消除疲劳也很有效。高恩雅的秘密食谱到底是什么样的呢？

<杏仁>
杏仁中含有人体所需的蛋白质、钙、膳食纤维、维生素E等营养素。维生素E的抗氧化功能很强，有助于防止老化。杏仁是唯一可以同时摄取蛋白质和膳食纤维的天然食品。此外，杏仁的不饱和脂肪酸可以降低有害健康的胆固醇。

<蓝莓>
蓝莓中所含有的维生素和矿物质，可以使皮肤细嫩有弹性，还具有清洁皮肤的作用。另外，花青素能有效地清除自由基。据说，蓝莓还可以减少腹部脂肪，有助于减肥。甚至还可以保护视力，所以经常食用蓝莓好处多多。

<猪肉>
猪肉中含有优质的蛋白质和多种营养素，适量食用，有助于保持皮肤清洁和身材苗条。猪肉是富含必需氨基酸的蛋白质食物，还含有维生素B_1、维生素B_{12}、烟酸、铁、锌等。猪肉的维生素B_1含量是牛肉的10倍，能有效消除疲劳。同时，富含亚油酸，有助于预防慢性病，还能起到排除体内垃圾的作用。其实食物只要适量摄取都有益于健康。

<大蒜>
大蒜具有显著的消除疲劳的功效。据文献记载，从很久以前的古埃及开始，人们就用大蒜消除疲劳。大蒜中含有的钾成分有助于维持血压的稳定，还能清除血管内垃圾，预防各种慢性病。

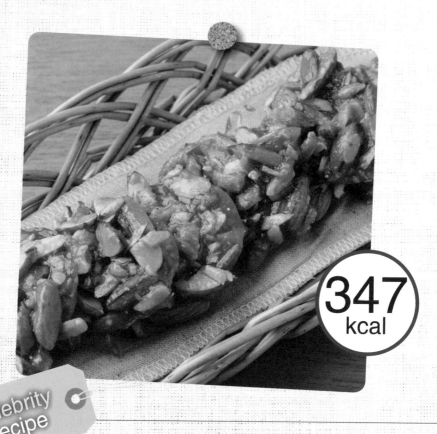

347 kcal

焦糖杏仁

原料（4人份）

白糖100克、杏仁片100克、蜂蜜20毫升、奶油100克。

做法

1. 在汤锅中放入50克白糖之后以小火加热。
2. 等白糖开始融化时，放入杏仁片和奶油翻炒。
3. 混合均匀之后，放入剩余的白糖和蜂蜜，均匀搅拌。
4. 出锅后，分成10厘米的小块，置于室温中，使其自然凝固。

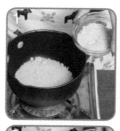
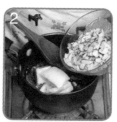
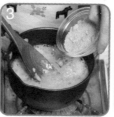
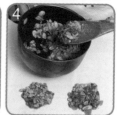

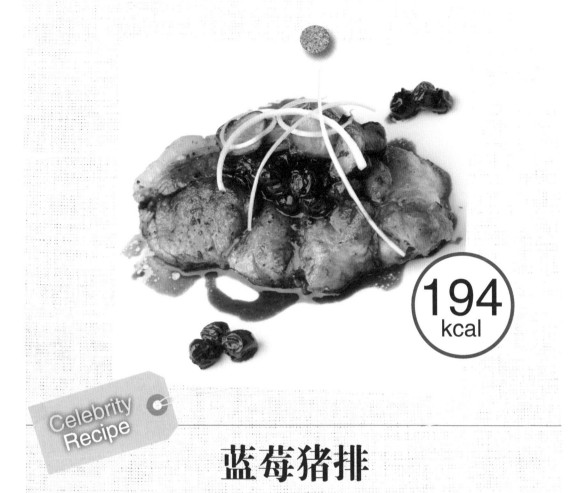

194 kcal

蓝莓猪排

原料 (2人份)

猪脖子肉150克、大蒜2瓣、大葱丝3厘米。
酱汁：蓝莓50克、红葡萄酒4大勺、白糖1大勺。

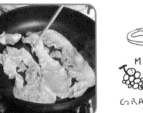

GARLIC

MEAT

GRAPE

做法

1. 将猪肉放入平底锅中煎。
2. 开始煎出油之后，放入大蒜片一起烤。
3. 猪肉煎熟之后装盘，然后在锅里放入蓝莓、红葡萄酒、白糖，加热2～3分钟后浇到猪肉上面，最后放上大葱丝即可。

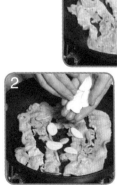

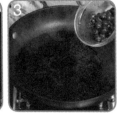

BLUEBER

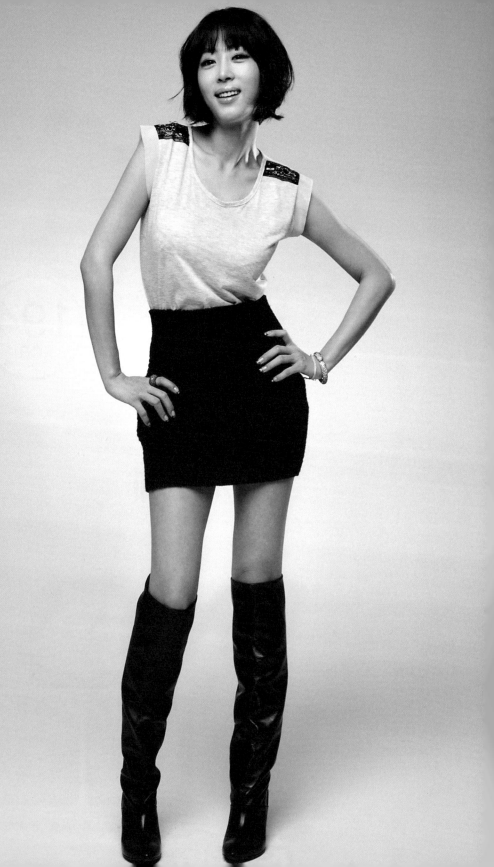

长腿美女姜艺媛的
料理食谱大公开

姜艺媛在过去演出的电影中展现了曼妙的身姿，拍摄电影《开心鬼上身》时，由于造型较特殊，让导演陷入了困境，因为她身材的曲线实在太完美了，由于她的曲线很明显，导演曾考虑要不要用电脑修图把她的身材修得平坦些。一般都是为了让身材更有曲线而借助电脑处理，她却是反过来，真的很了不起！总之，姜艺媛出演的电影票房都很高，她真是一位幸运儿。

她出演过《海云台》、《和声》等火爆电影，扮演了许多不同的角色。手臂和腿细长、身材曲线玲珑的姜艺媛是女人们羡慕的对象。那么，她拥有如此完美身材的秘诀是什么呢？据说，她每天都会做普拉提、游泳、跳嘻哈街舞等多种运动，一次做2个小时。运动之后，主要吃高蛋白低热量的食物，因为这样，可以管理身体肌肉，增加基础代谢量，减少身体脂肪。下面就一起来了解一下有着美丽曲线的姜艺媛的秘密食谱吧！

<蓝莓>
蓝莓是有益于健康的食物，它被美国时代周刊定为"十大最佳营养食品"。蓝莓中含有的花青素可清除体内的自由基，使人体保持年轻态。而且膳食纤维含量丰富，热量和脂肪含量却很低。所以是非常适合减肥的食物。正因为此，最近很多艺人选择蓝莓作为减肥食物。

<鲭鱼>
鲭鱼含有蛋白质、磷、钠、钾、维生素A、维生素B、维生素D等多种营养素。因富含鱼类才有的EPA和DHA，所以有助于减肥和护肤。另外它还富含核酸，可以防止皮肤老化。鲭鱼中含有的蛋白质比肉类的热量低很多，所以也有助于管理身材。此外，还富含氨基酸，可使皮肤光滑。

<香菇>
香菇中富含钙和磷。同时还富含构成血红蛋白的铁，有助于预防贫血。香菇的膳食纤维含量非常高，在菇类中，其含量仅次于木耳，所以有助于预防便秘，恢复小肠的功能。对女性的体寒、便秘都有着显著效果，此外还有助于美容。

<橄榄油>
橄榄油有助于预防肥胖。橄榄油中所含有的维生素E和维生素原，可以防止皮肤老化，排除体内垃圾和毒素，使皮肤富有光泽。同时还具有杀菌净化的作用，有助于缓解皮肤问题。橄榄油中还含有不饱和脂肪酸和抗氧化成分维生素E、茶多酚等，对防止老化有着显著效果，还可以抑制胆固醇，预防慢性病。

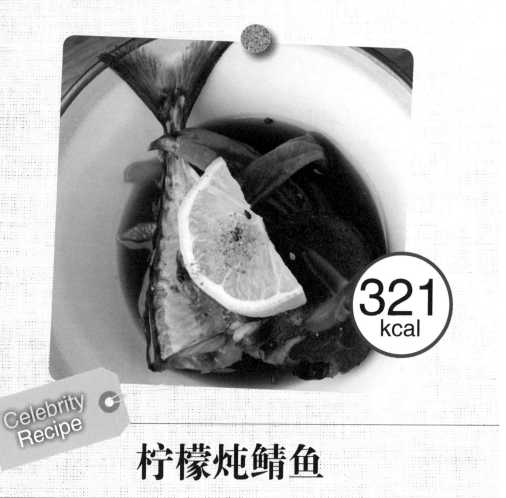

321
kcal

Celebrity
Recipe

柠檬炖鲭鱼

原料 (1人份)

鲭鱼100克、香菇1个、柠檬1/3个、青椒3个、清水1/2杯、洋葱1/3个。

酱汁：酱油3大勺、大蒜1小勺、料酒3大勺、白糖1大勺。

LEMON

做法

1. 将洋葱和柠檬切成薄片。
2. 在汤锅中放入1和鲭鱼、香菇、青椒。
3. 接着倒入酱汁和清水。
4. 以大火煮沸之后，转小火加热10分钟。

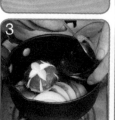
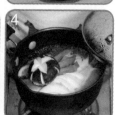

PEPPER   MACKEREL

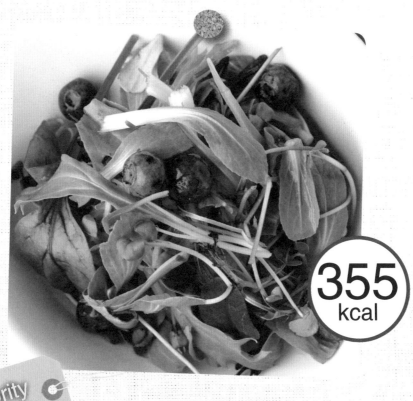

355 kcal

Celebrity Recipe

蓝莓沙拉

原料 (1人份)

沙拉用蔬菜30克。

酱汁: 蓝莓70克、橄榄油2大勺、白糖1大勺、香醋1大勺、精盐及花椒粉少许。

APPLEMINT

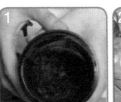
BOK CHOY

做法

1. 将蓝莓、橄榄油、香醋、白糖、精盐、胡椒粉放入搅拌器中搅拌均匀。
2. 蔬菜洗干净之后,上面撒上1就制作完成了。

BLUEBER
PAPRICA

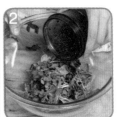

SALT + PEPPER

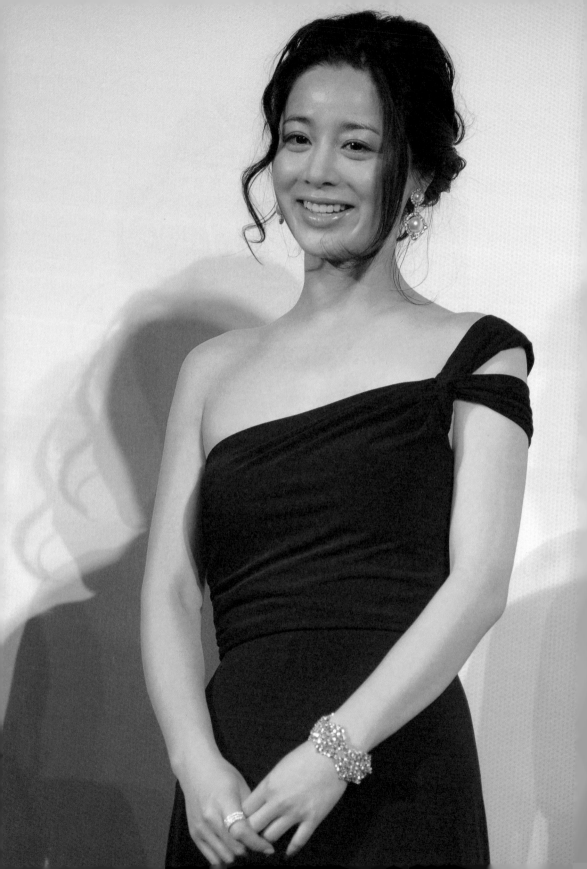

五月新娘徐英姬的
料理食谱大公开

实力派演员徐英姬积极参与公益活动，因此在2010年韩国公益奖颁奖典礼上荣获大会奖。由此可知她的内心也如她的外貌般美丽。

我想，2011年对她而言是难忘的一年，因为5月份她步入了婚姻的殿堂。2010年徐英姬凭借《金福南杀人事件始末》的出色表演荣获了6个电影节的最佳女主角奖。

徐英姬的秘密食谱是什么呢？据说她常吃鸡蛋和莲藕。鸡蛋是低脂肪高蛋白食品，将鸡蛋杏仁一起制作薄煎饼的话，就成了既营养又美味的减肥食品。富含膳食纤维和其他营养成分的藕也是有助于减肥的食品。下面我就要公开五月新娘徐英姬的秘密食谱！

<紫菜>

紫菜中富含维生素，其中维生素A可以防止皮肤老化。紫菜的维生素C含量比苹果多10倍，有助于防止黄褐斑、雀斑的形成。同时还富含维生素B12和维生素E，是促进新陈代谢的重要成分。此外牛磺酸含量丰富，有助于消除疲劳。紫菜虽然含有这么多种营养素，但几乎没有热量，所以常吃有助于减肥。

<牛奶>

牛奶的蛋白质中70%以上是酪蛋白，可以帮助人体吸收更多的营养素。乳清蛋白将增强人体免疫力。酪蛋白和乳蛋白还能帮助皮肤胶原蛋白的形成，乳糖则促进乳酸菌的繁殖，从而帮助人体排除毒性物质，使皮肤维持健康。

<鸡蛋>

鸡蛋中含有蛋白质和氨基酸，营养价值很高，热量低，且容易被消化吸收。鸡蛋中除了含有维生素C外，还含有13种营养素，如蛋白质、碳水化合物、脂肪、维生素、矿物质等。其中维生素E有助于抗氧化、防衰老。有些人担心鸡蛋胆固醇高而不吃蛋黄部分，其实一天吃一个不用担心。

<莲藕>

莲藕富含维生素C、矿物质、亚油酸等，可促进骨骼的生成，有助于皮肤健康，而且热量低，因此可以毫无负担地食用。同时富含纤维，有助于改善消化功能。藕还具有降低胆固醇、预防高血压、中和毒性物质等多种功效。

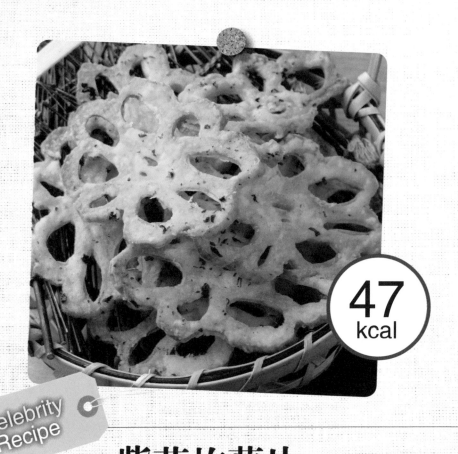

47
kcal

Celebrity Recipe

紫菜炸藕片

原料 (2人份)
莲藕1个、紫菜粉2大勺、面粉4大勺、食用油适量。

做法
1. 将莲藕切成薄片，放入凉水中浸泡5分钟之后捞出备用。
2. 将藕片蘸上由紫菜粉和面粉混合而成的裹粉。
3. 在油锅中放入2炸至焦黄即可食用。

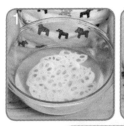

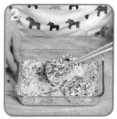

LOTUS ROOT

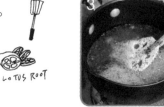
LOTUS ROOT

HERB

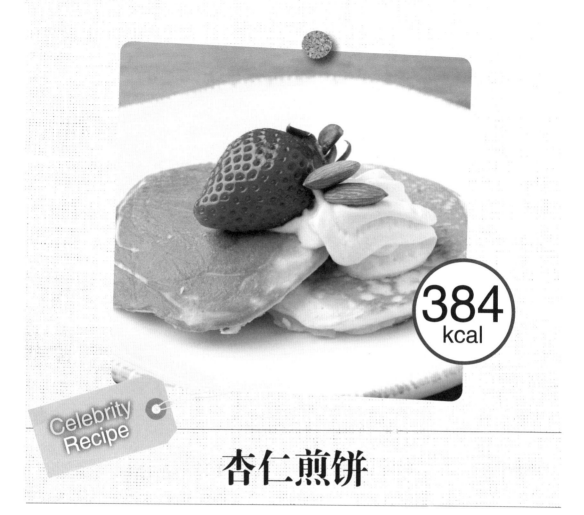

384
kcal

Celebrity Recipe

杏仁煎饼

原料（2人份）

鸡蛋2个、橄榄油1大勺、牛奶3/4杯、白糖10克、精盐少许、面粉100克、杏仁片30克、时令水果。

做法

1. 在碗里放入鸡蛋、白糖、牛奶搅拌均匀。
2. 在1中放入面粉和杏仁片搅拌均匀。
3. 在平底锅中放入橄榄油之后，放入适量的2，以小火煎黄即可。

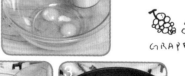

OLIVE OIL

ALMOND

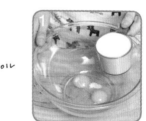

GRAPE

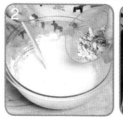

EGG

STRAWBERRY

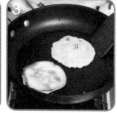

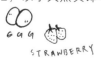

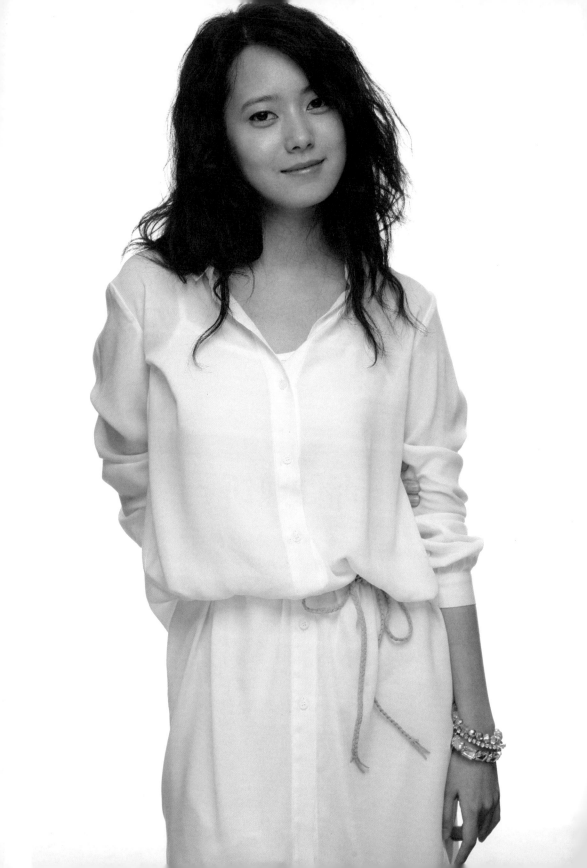

邻家女孩刘珠熙的
料理食谱大公开

　　曾出演电视剧《巨人》（GIANT）的刘珠熙最大的魅力应该就是清纯的笑容吧。她美丽的笑容连女人都会被迷住。为了维持白皙干净的皮肤，她常吃的食物就是白色肉质的鱼和柠檬。白色肉质的鱼热量低，蛋白质含量高，非常有助于减肥。酸酸甜甜的柠檬有着清洁皮肤的效果，同时还具有减肥的效果。所以对女性而言柠檬是一定要吃的食物。

　　那么，现在就让我们了解一下刘珠熙的秘密食谱吧！

<白色肉质的鱼>

白色肉质的鱼的脂肪含量为5%左右，富含蛋白质，所以有助于减肥。同时，还富含多种维生素，不亚于其他健康食品。鲷鱼、鳕鱼等白色肉质的鱼中，富含牛磺酸可帮助肝脏排毒，从而清洁肠道和皮肤。牛磺酸对治疗高血压、心律失常、心脏病、糖尿病等也有着显著的效果。

<柠檬>

柠檬富含柠檬酸和维生素C，有助于消除疲劳。同时，富含维生素E，对皮肤美容也有着显著的效果。柠檬中的维生素，可降低中性脂肪或胆固醇，不仅可以达到减肥的效果，还有助于皮肤美容。柠檬中的酸味成分可以清除血液垃圾，强化血管。还能通过促进新陈代谢，使皮肤和黏膜维持健康，所以有助于预防冬季感冒。

<芦笋>

芦笋中富含蛋白质和各种维生素以及钙、钾等。芦笋中所含有的天门冬氨酸成分是黄豆芽的10倍，可促进新陈代谢，消除疲劳，使身体产生活力。同时它还富含维生素P的叶黄素成分，具有降血压的效果。芦笋中含有的胡萝卜素可提高免疫力，预防各种疾病。

<牡蛎>

牡蛎被称为"海洋牛奶"，富含丰富的钙和铁。牡蛎中富含牛磺酸，可以降低胆固醇，调节血压。牡蛎中还含有可以分解黑色素的成分，有助于皮肤美容。据说埃及女王也经常食用牡蛎。同时，牡蛎中含有的蛋白质可以促进新陈代谢。牡蛎中蛋白质含量高，而脂肪含量很低，所以有助于减肥。

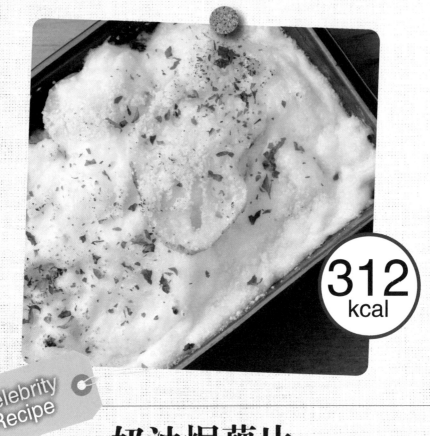

312
kcal

奶油焗藕片

原料 (1人份)

LOTUS ROOT

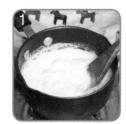

藕4厘米、蛋黄1个、白色肉质的鱼15克、巴马臣芝士 2大勺、香芹粉少许、精盐及胡椒粉少许。

奶油白酱：低筋面粉1大勺、牛奶100毫升、鲜奶油 20毫升。

做法

1. 将奶油白酱和精盐、胡椒粉、蛋黄放入汤锅里煮。

2. 在烤盘中放入藕片和白色肉质的鱼，然后倒入1。

3. 在2上面撒上巴马臣芝士，放入180℃的烤箱中烤制10分钟，最后撒上香芹粉即可。

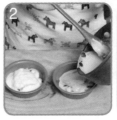

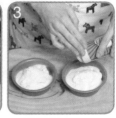

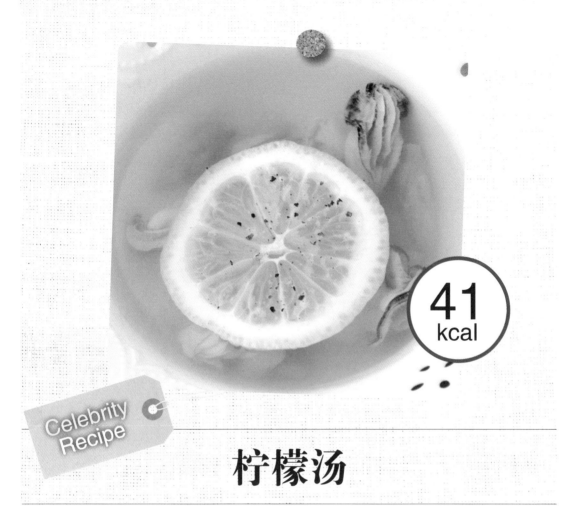

41
kcal

Celebrity
Recipe

柠檬汤

原料 (1人份)

牡蛎5个、白葡萄酒15毫升、蔬菜高汤块1个、柠檬半块、胡椒粉少许、芦笋1根。

BOK CHOY

做法

1. 在开水中放入牡蛎，形成的浮沫撇除干净。
2. 捞出牡蛎装到碗里备用。
3. 在煮过牡蛎的沸水里放入白葡萄酒、胡椒粉、蔬菜高汤块一起煮。
4. 3煮2分钟之后，放入切成1厘米长的芦笋、焯好的牡蛎、柠檬片即可。

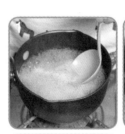
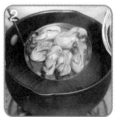
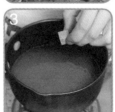
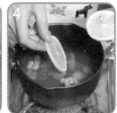

SALT + PEPPER

图书在版编目（CIP）数据

想瘦从会吃开始 /（韩）崔贞珉 著；千太阳 译.—北京：东方出版社，2012.7
ISBN 978-7-5060-5063-0

Ⅰ.①想…　Ⅱ.①崔…②千…　Ⅲ.①食物养生—基本知识　Ⅳ.①R247.1

中国版本图书馆CIP数据核字（2012）第162277号

本书中文简体字版权由千太阳文化发展（北京）有限公司代理
中文简体字版专有权属东方出版社
著作权合同登记号　图字：01-2012-1896号

想瘦从会吃开始
（XIANGSHOU CONG HUICHI KAISHI）

作　　者：［韩］崔贞珉
译　　者：千太阳
责任编辑：姬　利　杜晓花
出　　版：东方出版社
发　　行：人民东方出版传媒有限公司
地　　址：北京市东城区朝阳门内大街166号
邮政编码：100706
印　　刷：小森印刷（北京）有限公司
版　　次：2012年8月第1版
印　　次：2012年8月第1次印刷
印　　数：1—8000册
开　　本：720毫米×970毫米　1/16
印　　张：12.75
字　　数：129千字
书　　号：ISBN 978-7-5060-5063-0
定　　价：35.00元
发行电话：（010）65210059　65210060　65210062　65210063